Renate Günzel-Horatz

Katharinas Entscheidung

Renate Günzel-Horatz

Katharinas Entscheidung

PATMOS

Die Deutsche Bibliothek – CIP-Einheitsaufnahme

Günzel-Horatz, Renate:
Katharinas Entscheidung / Renate Günzel-Horatz. –
1. Aufl. – Düsseldorf: Patmos, 1999
ISBN 3-491-79517-6

1. Auflage 1999
Umschlagbild: Regina Solf
Satz: Fotosatz Moers, Mönchengladbach
Druck und Verarbeitung: Lengericher Handelsdruckerei, Lengerich
ISBN 3-491-79517-6

Sie lag ganz ruhig. Mit offenen Augen, lang ausgestreckt. Die Haare wie ein hellbrauner Schleier über das Kopfkissen gebreitet. Im schwachen Morgenlicht zeichneten sich unter dem Leintuch und der leichten Wolldecke die Umrisse ihres Körpers ab. Schultern, Arme, die Wölbung der Brüste, die kleinen Hügel der Beckenknochen, abfallend in die sanfte Mulde des Bauchs, lange schlanke Beine, zwei spitze Zelte über den hoch gestellten Zehen.

Es ist alles in Ordnung, dachte sie. Ihr Atem ging ruhig und gleichmäßig. Kein Grund zur Panik. Das ist ganz normal. Ein paar Tage, eine Woche, oder auch mal einen Monat. Nichts Besonderes. Sonst würde ich es spüren. Sagen jedenfalls alle. Ich wusste es vom ersten Augenblick an, sagen sie. Aber ich spüre nichts. Mein Körper weiß nichts.

Sie schlug die Decke zurück. Die Holzdielen stöhnten unter ihrem Schritt, und die Tür des Kleiderschranks kreischte leise in den Angeln, als sie sie öffnete, um sich in dem lang gezogenen Oval des Spiegels zu betrachten, der auf der Innenseite angebracht war. Sie zog das knöchellange, mit Biesen, Spitzen und Hohlsäumen verzierte Baumwollhemd über den Kopf. Ihre Haut hatte die Erinnerung an den letzten Sommer noch nicht ganz verloren. Wie der blasse Abdruck eines Negativs erschienen die Umrisse ihres Badeanzugs. Sie betrachtete sich. Sachlich, ruhig. Konzentriert auf jede denkbare Art von Veränderung. Zuerst frontal, dann von der Seite. Sie kontrollierte ihr Gesicht, den Ausdruck ihrer Augen, die Umrisse des vollen blassen Mundes, strich mit den Fingerspitzen über Stirn, Wangen und Kinn, drehte den Kopf und betrachtete das vertraute, klare Profil. Sie untersuchte Form und Stärke ihrer Brüste und fand sie unverändert. Sie überprüfte mit kühlen Händen die Festigkeit des flachen Bauchs, umspannte die Enge ihrer Taille und folgte der glatten, kühn geschwungenen Linie von Hüften und Oberschenkeln.

Es ist alles in Ordnung, dachte sie. Kein Grund zur Panik.

Sieben Uhr dreißig, sagte die Stimme im Radiowecker, Sie hören Kurznachrichten.

- 1 -

Er wartete auf sie in dem kleinen Park, gleich am Beginn des Wallgrabens. Halb verdeckt von der gelben Wolke des Forsythienstrauchs, saß er auf der Lehne „ihrer“ Bank, die Füße auf den Sitz gestemmt, die Arme um die hoch gezogenen Knie verknotet.

Und?, fragte er.

Nichts, antwortete sie.

Er warf die letzten Brocken seines Frühstücksbrots auf den Weg. Ein Taubenpaar und eine vielköpfige Blaumeisensippe pickten gelangweilt, eher aus Prinzip.

Sie sah auf ihre Uhr. Was ist mit den Biologieaufgaben? Du hast gesagt, dass ich sie bei dir abschreiben kann.

Philipp ließ den Schnappverschluss des Rucksacks ein- und ausrasten. Ich habe sie nicht, sagte er, lächelte zu ihr hoch, gab es aber sofort wieder auf. Ich war gestern noch bei Guido. Er hatte ein neues Computerspiel ausgeliehen. Flugsimulation in einem Jagdbomber. Ganz große Klasse. Und einen Kasten Weizen. Da bin ich hängen geblieben. Tut mir echt Leid.

Meine Schuld, sagte Katharina, ich weiß doch jetzt, dass ich mich auf dich nicht verlassen kann. Ich muss eben sehen, dass ich Greta noch erwische.

Sie setzte sich in Bewegung.

Philipp warf sich den Rucksack über die Schulter, entwirrte Arme und Beine und lief hinter ihr her.

Warte doch, schnaufte er, es tut mir wirklich Leid. Hörst du? Soll nicht mehr vorkommen. Versprochen.

Katharina reagierte nicht.

Was machen wir mit der … mit der anderen Sache? Er hatte sie eingeholt und lief neben ihr her. Wenn du doch … Könnte ja sein. Dann müssen wir bald was machen.
Wir? Was heißt denn wir? Ich soll was machen. Das meinst du doch, oder?, schrie Katharina. Dir ist das doch alles ganz egal. Du hängst mit Guido vor der Glotze, ballerst dir den Kopf voll und wartest darauf, dass ich unsere Probleme löse.
Sie war so abrupt stehen geblieben, dass Philipp noch ein paar Meter an ihr vorbeischoss, ehe er es merkte.
Nun heul doch nicht, murmelte er nach einem Blick in ihr Gesicht. Und schrei nicht so, die Leute gucken schon zu uns herüber.

Der Schulhof war noch ziemlich leer. An einer der beiden Tischtennisplatten vor der Turnhalle spielten zwei Jungen aus der Klasse 9, lautstark angefeuert und kommentiert von zwei rivalisierenden Unterstützergruppen. Ein paar Knirpse kickten tollkühn und entgegen strengstem Verbot vor der bis auf den Boden reichenden Glasfront der Aula. Auf den Bänken vor dem Ostflügel saßen wie an jedem Tag die Morgenarbeiter, verglichen und ergänzten die Ergebnisse ihrer Hausaufgaben, tauschten Lösungen aus oder schrieben sie von barmherzigen Seelen komplett ab.
Ein Blick in den Fahrradschuppen genügte. Greta war noch nicht da. Das hochrädrige schwarze Hollandrad mit den geflochtenen Weidenkörben an der Lenkstange und auf dem Gepäckträger und dem fliederfarbenen Speichenschutz über dem Hinterrad, der aussah wie ein Häkeldeckchen aus Omas Handarbeitskorb, stand nicht an seinem Platz.
Katharina hockte sich auf einen der leeren Fahrradständer. Komm schon, Greta, flüsterte sie beschwörend, tritt in die Pedale. Wenn du nicht bald kommst, ist die Katastrophe komplett.

Bitte, bitte, liebe Greta. Ich verspreche dir, dass es nie wieder vorkommt. Ich werde auf dich hören und mich zusammenreißen. Ganz bestimmt. Ich werde mir richtig Mühe geben und mit dir üben. Bloß dieses eine Mal noch. Ich weiß sowieso nicht mehr ein noch aus. Bitte, liebe Greta, beeile dich. Sonst ist es zu spät.

Das blecherne Scheppern des Gongs unterbrach ihre Litanei. Greta war nicht gekommen. Katharina stand auf. Als sie aus dem Dämmerlicht des Schuppens ins Helle trat, schloss sie für einen Moment die Augen. Sie schwankte leicht und hielt sich an der grünen Holztür fest, bis das Schwindelgefühl nachließ und sich die plötzliche Kälte hinter ihrer Stirn zurückzog.

Kein Abendessen, kaum geschlafen, nicht gefrühstückt, so geht das nicht weiter mit dir, Katharina, murmelte sie und kramte nach der Blechdose mit dem Pausenbrot, die ihre Mutter – unbeeindruckt von ihrem Protest – täglich in ihre Schultasche steckte. Zwei Scheiben Vollkornbrot lagen darin, eine mit Schinken und eine mit Rührei. Plötzlich war sie schrecklich hungrig. Auf dem kurzen Weg zum Biologiesaal schlang sie das Schinkenbrot hinunter, und als Frau Leonhardt den Raum betrat, stopfte sie rasch noch den Rest des zweiten Brots hinterher.

Vielleicht lag es daran, dass sie zu schnell gegessen hatte. Oder daran, dass die Lehrerin nach einer knappen Begrüßung Klausurbögen für einen nicht angekündigten Test austeilen ließ. Jedenfalls blieb keine Zeit für Erklärungen. Die linke Hand auf den Mund gepresst, lief Katharina durch den Mittelgang des Klassenraums, riss die Tür auf und warf sie hinter sich zu, rannte über die Galerie ins Treppenhaus und erreichte gerade noch rechtzeitig die Toilette.

Auch als das Würgen längst aufgehört hatte, lehnte sie sich noch minutenlang mit dem Rücken gegen die kühle, weiß gekachelte Wand der Kabine.

Im Waschraum wartete Stephanie mit betont besorgtem Schafsgesicht.
Die Leonhardt schickt mich. Ich soll sehen, wie es dir geht. Du siehst übrigens schrecklich aus, sagte sie und bemühte sich vergebens, ihren zudringlich mitleidslosen Blick unter den schweren, wimpernlosen Lidern zu verbergen. Was ist los mit dir? Liebeskummer? Krach mit Philipp?
Katharina starrte ihr Spiegelbild an. Das bleiche Gesicht mit der schön gewölbten Stirn und den blutleeren Lippen glänzte schweißnass. Die zierliche kurze Nase trat jetzt scharf hervor. Um die Nasenflügel und unter den Augen zeichneten sich bläuliche Schatten ab.
Es ist nichts, murmelte Katharina. Ich muss mir an irgendetwas den Magen verdorben haben.
Soll ich dich nach Hause bringen?
Nein. Nicht nötig. Es reicht, wenn du mir meine Tasche holst.
Bist du sicher? Ich komme gern …
Nein! Lass mich in Ruhe! Lasst mich endlich alle in Ruhe!, schrie Katharina, und der leere Raum verstärkte ihre Stimme und warf sie als Echo von den gefliesten Wänden zurück.
Für einen kurzen Moment glotzte das gekränkte Schafsgesicht sie noch im Spiegel an. Dann verschwand es.
Entschuldigung, murmelte Katharina, als es nach kurzer Zeit wieder auftauchte.
Stephanie hob die Schultern und knallte wortlos die Schultasche auf die Ablage zwischen den Waschbecken.

- 2 -

Sie war fast eine Viertelstunde zu früh gekommen.
Macht doch nichts, sagte Gabi. Die Chefin ist gleich so weit. Ich bringe Ihnen ein paar Frisurenhefte und eine Tasse Kaffee. Dann können Sie sich in Ruhe überlegen, wie der neue Haarschnitt aussehen soll. Kaffee schwarz und ohne Zucker – wie immer?
Frau Fenger nickte.
Gabi war Auszubildende im letzten Lehrjahr im Salon Wolff und kannte Namen und Vorlieben sämtlicher Stammkunden. Sie schleppte einen Stoß Zeitschriften an und brachte Kaffee in einer Tasse aus blank poliertem Edelstahl mit zwei Waffelröllchen auf dem Unterteller.
Frau Fenger lehnte sich entspannt im Sessel zurück. Sie streifte die Schuhe ab und bewegte vorsichtig ihre gequetschten Zehen. Italienische Schuhe. Elegant, aber untragbar. Zu schmaler Leisten für ihre kräftigen Füße. Sie wusste das, aber sie fiel immer wieder darauf herein. Sie biss in eines der Waffelröllchen und trank einen Schluck Kaffee. Er war heiß und schön stark.
Sie schlug das erste Heft auf: „Langes Haar perfekt gestylt".
Langes Haar hatte sie als junges Mädchen getragen. Als sie Rolf kennen lernte. Auf ihrem Verlobungsbild trug sie die Haare so hoch getürmt, dass es bei einem flüchtigen Blick aussah, als ob sie zu dem hellen, mit Blütenranken bestickten Satinkleid eine dunkle Pelzmütze trüge. Langes Haar. Rolf liebte langes Haar. Wie die meisten Männer. Er feilschte mit ihr um jeden Zentimeter, den sie abschneiden ließ. Auch zu der Zeit, als Rachel geboren wurde, trug sie die Haare noch aufgesteckt, wenn auch nicht mehr ganz so hoch. Am Morgen wurden die fest toupierten

Locken nach immer dem gleichen Schema geordnet und mit Haarnadeln festgesteckt, dann mit Spray fixiert, bombenfest und unverrückbar für einen ganzen Tag. War eigentlich gar nicht mal so schlecht, dachte sie. Einmal frisiert, musste man sich bis zum Schlafen gehen nicht mehr darum kümmern. Und billig war es auch. Nur alle paar Monate mal die Spitzen abschneiden.

Nach Rachels Geburt hatte sie ihren Beruf aufgegeben. Ohne eine Minute zu zögern. Es war damals einfach das übliche Muster. Schon eingeübt in ihren Kinderspielen mit Andreas aus dem Nachbarhaus. Vater, Mutter, Kind. Vater geht morgens aus dem Haus und verdient das Geld. Mutter kümmert sich um das Kind, kocht, wäscht, putzt und schmückt das Heim.

Sie nahm noch einen Schluck Kaffee. Und übernimmt den kompletten Sozialklimbim, dachte sie und rief sich gleich zur Ordnung: Sei nicht ungerecht, Carola, du hast es damals doch gerne gemacht.

Das stimmte. Sie hatte es genossen, Zeit zu haben. Zeit für alle diese Wunder. Das Köpfchen mit dem zarten Haarflaum in ihrer Armbeuge, an ihrer Brust. Der Duft nach Babypuder und süßer Haut. Die Vollkommenheit der winzigen Finger und Zehen. Das erste Lächeln. Der erste winzige, spitze Zahn, der sich in ihren Zeigefinger grub. Die ersten Worte. Die ersten Schritte.

Schon Rachels erste Schritte führten sie weg von ihr.

„Sportlicher Chic: Kurzhaarfrisuren" war das Thema des nächsten Hefts. Leicht zu pflegen, dachte Frau Fenger. Quadratisch, praktisch, gut. Nach dem Duschen trocken rubbeln. Über den Kopf föhnen. Fertig. Sie klappte das Heft zu und legte es zur Seite. Das war nicht, was sie suchte.

Diese Etappe lag auch schon hinter ihr. Es war die Zeit, als Rachel in den Kindergarten ging. Ein ganzer, ungestörter, frei ver-

fügbarer Vormittag. Lang erträumt und dann doch bedrohlich lang. Außerdem verliebte sich Rachel augenblicklich in die Kindergärtnerin, brachte ihr Gänseblümchen und Löwenzahn, Taubenfedern, bunte Glasmurmeln und klebrige Bonbons und übernahm liebevoll und unerbittlich die Kontrolle über den ein halbes Jahr älteren Oliver. Oliver gehörte zu den Kindern im Tageshort. Sie kamen gegen halb acht, frühstückten gemeinsam, aßen um zwölf zu Mittag, schliefen oder ruhten bis gegen drei und wurden erst am späten Nachmittag wieder abgeholt. Rachel setzte durch, dass sie auch über Mittag bleiben durfte. Warum denn nicht?, sagte Rolf. Sei froh, dass sie so leicht soziale Kontakte knüpft. Das ist doch ein Erziehungserfolg.
Er selbst arbeitete viel. Zu viel. Ihre tastende Frage, ob sie nicht versuchen sollte, wenigstens wieder eine Halbtagsstelle ..., erwürgte er im Ansatz. So ein kleines Kind brauche unbedingt noch die Mutter. Und außerdem seien sie sich doch einig darüber gewesen, dass Rachel kein Einzelkind bleiben solle.
Nachdem Ikebana-, Makramee- und Korbflechtkurse absolviert, Kränze und Trockensträuße gebunden, Kreuzstich, Plattstich, Klosterstich, Fadenmalerei, Weißstickerei und Hardanger erlernt und auf ungezählten und nie benutzten Decken und Sofakissen für die Nachwelt konserviert waren, fiel ihr eines Tages auf, dass sie begonnen hatte, mit sich selbst zu sprechen, ihre Handlungen laut zu kommentieren, sich Fragen zu stellen und zu beantworten.
Am nächsten Morgen fuhr sie in die Stadt. Eigentlich ohne festen Plan. Sie parkte den Wagen auf dem Platz in der Nähe ihrer alten Firma. Der Portier erkannte sie sofort. Sie haben sich gar nicht verändert, sagte er. Und obwohl es als Kompliment gemeint war, empfand sie es nicht so. Sie ließ sich bei ihrem ehemaligen Chef melden und fragte ihn ohne diplomatische Einleitung: Haben Sie irgendeine Arbeit für mich?

Seine Antwort: Nicht irgendeine, sondern die alte. Ihre Nachfolgerin geht nächste Woche in den Mutterschutz. Wir haben noch keinen Ersatz gefunden. Dabei stecken wir mitten in den Vorbereitungen für eine Ausstellung. Ein junger Maler aus Barcelona. Ein Ausnahmetalent, aber sehr schwierig. Wann können Sie anfangen?
Morgen früh, sagte sie.
Auf dem Weg zurück zum Parkplatz betrachtete sie sich im Vorübergehen in der Schaufensterscheibe einer Konditorei. Der Portier hatte Recht. Es war höchste Zeit für eine Veränderung.
Mein Gott, Carola, was hast du bloß mit deinen Haaren angestellt?, hatte Rolf am Abend gesagt. Wenn du mich fragst: Du siehst aus wie ein entlaufener Sträfling.
Ich habe dich aber nicht gefragt, hatte sie geantwortet. Ich habe keine Zeit mehr für komplizierte Frisuren. Ab morgen arbeite ich wieder in meiner alten Firma.

Das war die Zeit der kurzen Haare. Aufstehen, duschen, Frühstück machen, Rachel wecken, zum Kindergarten bringen, zur Arbeit fahren, im Stau stehen, zu spät kommen, nachmittags im Eiltempo zurück, Rachel abholen. Vorwurfsvolle Blicke, wenn es wieder zu spät geworden war. Mit dem übermüdeten Kind an der Hand das Nötigste einkaufen, Abendessen kochen, Rachel zu Bett bringen, schlechtes Gewissen haben, eine Gutenachtgeschichte vorlesen und noch eine und noch eine. Wäsche in die Maschine stopfen, Wohnung aufräumen, bügeln, wenigstens ein frisches Hemd für Rolf und eine Bluse für sich selbst, beim Fernsehen auf Rolfs Rückkehr warten, vorher schon einschlafen auf der Couch. Am nächsten Tag das Gleiche von vorn.
Aber die Arbeit machte ihr Freude. Das Geschäft mit der Kunst hatte sich verändert, war härter und hektischer geworden, aber auch interessanter und vor allem internationaler. Ihr Chef ent-

schloss sich – spät und immer noch widerstrebend – zur Umstellung auf EDV. Sie musste Computerkurse belegen, und sie musste ihre Fremdsprachenkenntnisse auffrischen. Sie musste zu lange nach den passenden Vokabeln suchen, wenn ausländische Kunden um Informationen zu den ausgestellten Exponaten oder zur Biographie der Künstler baten. Also blieb am Abend der Fernsehschirm dunkel. Sie paukte englisches, spanisches und französisches Fachvokabular bis zum Einschlafen.

Allmählich pendelte sich alles ein.
Rachel wurde eingeschult. Olivers Mutter, die nach der Geburt ihres zweiten Kindes für ein paar Jahre zu Hause bleiben wollte, bot an, Rachel und noch zwei oder drei weitere Kinder bis zum Abend zu betreuen. Dann wechselte Rachel ins Gymnasium. Hier gab es einen Mittagstisch, ein überwachtes Silentium, in dem die Hausaufgaben erledigt wurden, und Spiel-, Bastel- und Beschäftigungsangebote bis zum späten Nachmittag.
Alles war bestens geregelt. Sie begann, ihren Chef auf seinen dienstlichen Reisen zu begleiten. Er hatte es nicht zur Bedingung gemacht, aber sie merkte, wie erleichtert er war, wenn sie mit ihm fuhr. Er hatte Hörprobleme und fühlte sich unsicher, wenn er bei wichtigen Verhandlungen und Abschlüssen ohne ihre Assistenz und Übersetzung auskommen musste. Es waren meist kurze Reisen. Zwei oder drei Tage. Museen, Galerien, Künstlerateliers, Bilder, Objekte, Skulpturen, Gespräche mit interessanten Leuten, Wohnen in guten Hotels, Essen in den besten Restaurants.
Und dann wurde sie wieder schwanger. Ihr Gemütszustand durchlief mit allen denkbaren Abstufungen mehrfach die ganze Bandbreite zwischen strahlender Freude und blankem Entsetzen. Die Schwangerschaft war von Anfang an gefährdet. Um das Kind nicht zu verlieren, musste sie viel ruhen, am besten liegen.

Übelkeit und Erbrechen, die beim ersten Mal nach ein paar Monaten verschwunden waren, hielten bis zum Ende an. Sie konnte kaum etwas bei sich behalten. Als sie trotz der fortschreitenden Schwangerschaft abnahm, verschrieb der Arzt ihr ein Medikament. Es half. Aber dann las sie den Beipackzettel und nahm es nicht mehr. Sie würgte noch, als ihr Mann sie zur Entbindung ins Krankenhaus fuhr.
Katharina wurde geboren.
Sie kündigte ihre Stelle, und alles begann wieder von vorne.
Aber jetzt hatte sie noch einmal eine Chance bekommen. Die letzte, soviel stand fest. Ein Job in der Vertragsabteilung einer Filmproduktion. Heute Morgen war die Zusage gekommen. Und wie meistens, wenn sich in ihrem Leben etwas Wichtiges veränderte, beschloss sie, die Frisur zu wechseln.

Na, wie soll es denn werden?, fragte Frau Wolff. Neue Dauerwelle? Neue Farbe? Kürzer oder gleiche Länge? Gestuft oder gerade? Glatt oder lockig?
Frau Fenger betrachtete sich im Spiegel. Eine Frau Anfang fünfzig mit ovalem Gesicht, noch einigermaßen glatt und mit festen Konturen. Dunkelblaue Augen unter schön geschwungenen Brauen, hellbraunes, feines Haar mit ein paar weißen Fäden, nicht lang und nicht kurz, die Dauerwelle schon etwas ausgewachsen, die Spitzen fransig und gespalten. Langweilig.
Anders soll es werden, Frau Wolff, sagte sie. Ich weiß nicht genau wie, aber auf jeden Fall ganz anders.

- 3 -

„So einfach wie ein Füllfederhalter“. Toller Vergleich, dachte Katharina. Auf der ersten Seite der Gebrauchsanleitung steckte eine blauäugige junge Frau mit offenbar vier Händen einmal einen Teststab mit rosafarbener Spitze in seine Hülle und einmal einen Füllfederhalter in seine Kappe.
„Schwanger oder nicht? Ein Heimtest gibt schnell die Antwort. Anwendungshinweise in serbokroatisch, türkisch und englisch“. Sie drehte das Informationsblatt um. *„Instructions for use, Kullanma talimati, Uputstvo za upotrebu“,* las sie. *„So schnell, so einfach, so sicher“.*

Katharina war aus der Schule nicht nach Hause gegangen, sondern mit dem Bus Nr. 801 bis zur Endstation in die Kreisstadt gefahren. Die beiden Apotheken im Ort kamen für ihr Vorhaben nicht infrage. Die Schwanenapotheke gehörte den Eltern von Britta. Die kannten sie und ihre Familie schon seit seligen Kindergartentagen. Zur Rathausapotheke konnte sie auch nicht gehen. Dort arbeitete seit kurzem eine Schwester von Stephanie. Da hätte sie die Nachricht auch gleich ans schwarze Brett in der Pausenhalle hängen können.
Es hatte auch so noch genug Überwindung gekostet, den fremden jungen Mann hinter der asymmetrisch geschwungenen Theke aus Chrom und Glas nach einem Schwangerschaftstest zu fragen.
Welche Marke bevorzugen Sie?, wollte er wissen.
Keine Ahnung. Die zuverlässigste, flüsterte Katharina und sah sich nach der Frau mit dem winzigen Hund um, die gerade die

Apotheke betreten hatte. Nein, die kannte sie zum Glück nicht. Zuverlässig sind diese modernen Schwangerschaftstests alle, posaunte der Jüngling gut gelaunt.
Dann geben Sie mir irgendeinen.
Soll ich einmal nachsehen, ob ich noch zusätzliches Informationsmaterial für Sie habe?
Nicht nötig, zischte Katharina. Wie teuer ist es?
Sie zahlte und verließ den Verkaufsraum, wütend auf den Apotheker und auf sich selbst. Eine plötzlich die Straße entlangfegende Windböe, die den nächsten Regenschauer ankündigte, fuhr ihr unter den Rock und kühlte ihr hochrotes, heißes Gesicht. Auf dem Weg zur Bushaltestelle begann es zu regnen. Dicke Tropfen klatschten auf den Asphalt, und die rasch aufgespannten Schirme der Passanten verbogen sich unter den wütenden Windstößen. Am Haltepunkt der Linie 801 drängten sich die Wartenden in einer kleinen Halle zusammen, deren Plexiglaswände über und über mit Graffitis bedeckt waren. Katharina fand keinen Platz mehr. Wozu auch? Das Wasser troff ihr bereits aus den Haaren, malte dunkle Flecke auf ihre Jacke und quietschte bei jedem Schritt in ihren Schuhen.
Zum Glück war niemand da, als sie nach Hause kam. Sie fühlte sich nicht in der Stimmung für Erklärungen.

„HCG-Konzentration im Urin." Katharina starrte verständnislos auf die farbige Tabelle im Mittelteil des Faltblatts.
„Testen und nach 4 Minuten das Ergebnis ablesen. Es ist so einfach, sicher zu sein!"
Von wegen einfach. Wer schrieb bloß solch einen Blödsinn?
„Wie funktioniert der Test?" – „Wie zuverlässig ist er?" – „Wie früh kann ich ihn anwenden?" – „Können Medikamente das Ergebnis beeinflussen?" – „Was mache ich, wenn das Ergebnis positiv ist?"

Die erste vernünftige Frage auf vier Seiten. Was hieß in diesem Fall eigentlich positiv?
„Fällt das Testergebnis positiv aus, sind Sie schwanger. Sie sollten dann Ihren Arzt aufsuchen, um Ihre Gesundheit und die Ihres Babys durch regelmäßige Vorsorgeuntersuchungen zu sichern."
Wirklich eine erstklassige Idee. Dr. Wolfgarten aufsuchen, der sie schon bei Windpocken, Röteln, Schlüsselbeinbruch, Mandelentzündung, Ohrenschmerzen und gebrochenem Unterarm behandelt hatte, der sie „mein Unglückswürmchen" nannte, ihr immer noch, wenn er sie traf, die Haare verwuschelte, und der an seinem freien Mittwochnachmittag mit ihrer Mutter im gleichen Club Tennis spielte.
„Was mache ich, wenn das Testergebnis negativ ausfällt?"
Keine Sorge, dachte Katharina. Dazu fällt mir bestimmt von selbst etwas ein.

Ein Geräusch im Hausflur ließ sie zusammenfahren. Mit raschen, nervösen Bewegungen versuchte sie, die Blätter der Gebrauchsanweisung in die ursprüngliche Ziehharmonikaform zu bringen, um sie in die längliche Schachtel zurückschieben zu können. Es funktionierte nicht. Sie hatte das Papier nicht richtig gefaltet. Hastig steckte sie die offene Packung und das Faltblatt ins Vorfach ihrer Schultasche und zog den Reißverschluss zu. Gerade noch rechtzeitig.
Frau Fenger riss mit Schwung die Zimmertür auf. Hallo Kathrinchen, rief sie und küsste die Tochter auf beide Wangen. Dann stöckelte sie bis in die Mitte des Zimmers und drehte sich mit ausgebreiteten Armen in einer übermütigen Pirouette. Na, sag schon. Wie findest du sie?
Wen?, fragte Katharina.
Frau Fenger stoppte mitten im Schwung. Meine neue Frisur natürlich, sagte sie vorwurfsvoll. Hast du was mit den Augen?

Nein. Ja. Gar nicht schlecht. Ganz gut. Doch wirklich. Nicht übel.
Übernimm dich nicht, sagte ihre Mutter und fuhr sich mit gespreizten Händen durch die frischen, noch ungewohnt kurzen, kastanienbraun getönten Locken. Ich hoffe, dein Vater bringt heute Abend etwas mehr Begeisterung auf. Was willst du übrigens essen? Von vorgestern ist noch ein kleiner Rest Gemüsesuppe mit Wiener Würstchen übrig und von gestern zwei Hähnchenschenkel. Ich könnte dir Bratkartoffeln und Gurkensalat dazu machen.
Nö, lass mal, sagte Katharina, ich habe überhaupt keinen Hunger. Vielleicht später.
Kind, so geht das nicht weiter mit dir. Gestern Abend nichts, heute Morgen nichts. Hast du wenigstens die beiden Pausenbrote gegessen?
Katharina unterdrückte ein leichtes Würgen. Ja, sagte sie, die habe ich gegessen.

- 4 -

„Elfjährige von Motorrad erfasst“, einspaltig, zwölf Zeilen. Das passte exakt neben „Brasilianische Polonäse begeistert Taubenzüchter“, drei Spalten zu 28 Zeilen und ein Bild 5 x 10 im Querformat, das den Ringelpiez mit Anfassen zwischen beleibten winterbleichen Kahlköpfen und federumwallten südamerikanischen Tänzerinnen zeigte. „Ein großer Abend mit Schnitzlers ‚Grünem Kakadu‘“, illustriert mit einer nur ganz leicht verwackelten Szenenaufnahme aus dem letzten Akt. Passte auch, wenn die Götz ihren Beitrag um knappe drei Zeilen kürzte. Gut. Aber wohin mit „Fall Fuchs geht in die zweite Instanz“? Rolf Fenger starrte mit gerunzelter Stirn auf den Computerbildschirm. Die Seite war voll. Da half alles nichts. Auf eines der Bilder verzichten? Nein. Bloß keine Druckwüste. Schließlich arbeitete er für den Lokalteil einer mittleren Tageszeitung und nicht für die Süddeutsche oder die Frankfurter Allgemeine. Leider. Der Fall Fuchs musste eben noch einen Tag warten. Basta. Damit standen die drei Seiten für morgen.

Das Telefon klingelte.
Die Stimme am anderen Ende der Leitung war so laut, dass er den Hörer ein Stück vom Ohr weghalten musste. Dieser Langner brüllte immer ins Telefon, als ob er die Entfernung mittels Lautstärke überwinden müsse.
Mist!, sagte Fenger. Gerade habe ich den Umbruch fertig. Carola reißt mir den Kopf ab, wenn ich ausgerechnet heute zu spät komme.
Nein, nein, natürlich ist das nicht deine Schuld, Wolfgang.

Selbstverständlich muss das noch rein. Der Herr Stadtrat mit 1,8 Promille. Versuchte Fahrerflucht. Prügelei mit dem Polizeibeamten. Demolierung des Streifenwagens. Das ist wirklich ein Knaller! Und erst recht so kurz vor den Kommunalwahlen. Hast du Bildmaterial?
Schade. Kannst du abschätzen, wie viele Zeilen du brauchst?
Nein, natürlich keine Vorgaben. Das wird der Aufmacher. Ich warte auf dein Fax. Aber bitte, bitte, so schnell wie nur eben möglich. Hau in die Tasten, Junge.
Ja, ich weiß, du bist bei der Arbeit und nicht auf der Flucht. Nichts für ungut. Aber ich habe für heute Abend Theaterkarten und einen Tisch im „Bosporus" reservieren lassen. Stell dir vor, Carola hat wahrhaftig den Job gekriegt. Du weißt schon, den bei der Filmproduktion. Ist zwar zunächst auf ein Jahr befristet. Probehalber. Aber sie ist total aus dem Häuschen vor Begeisterung. Wir wollten heute Abend den Vertragsabschluss feiern.
Danke, Wolfgang, ich richte es ihr aus. Tschüs, alter Junge.

Scheiße, murmelte Rolf Fenger und legte den Hörer auf, absolute Scheiße! Das wird mal wieder ein einziges Gehetze. Wenn es überhaupt noch klappt. Also, was werfe ich raus? Irgendwas von der dritten Seite. Aber was? Reklame und Kinoprogramme sind tabu. Die Terminvorschau muss bleiben. Die Geburtstagsgrüße ebenfalls. Die beiden Berichte über die Goldhochzeit sind sowieso schon verspätet, und wenn ich den Artikel über die Ehrungen der Jubilare der Löschgruppe rausschmeiße, habe ich wieder den geballten Ärger dieser Pyromanentruppe auf dem Hals. „Gründung einer Reservistenkameradschaft", einspaltig, sechzehn Zeilen. Das fliegt auf jeden Fall raus. Hilft aber nicht viel. Was ist mit Seite zwei? „Die Legende lebt – Konzert der Don-Kosaken". Die sind wirklich nicht totzukriegen. Hm. Ist ganz pfiffig geschrieben. Mal sehen. Berichte vom Handball, Aufstiegsspiel zur Oberliga. „Rentnerstammtisch knackte den Jackpot". Muss beides bleiben. „Zu lange Verweildauer in der Leichenhalle – treibt die Stadt die Gebühren hoch?" Vier Spalten zu siebzehn Zeilen. Das werden wir verschieben müssen, Freunde. Bei dieser Klientel und an diesem Ort kommt es auf einen Tag mehr oder weniger auch nicht mehr an. Hoffentlich reicht das. Sonst müssen die Don-Kosaken eben auch noch dran glauben.

Rolf Fenger speicherte die Änderungen ab, schaltete das Faxmodem seines Computers auf Empfang und wartete. Er verglich seine Armbanduhr mit der Nachbildung einer alten Offiziersuhr, die auf seinem Schreibtisch stand und die seine Frau ihm vor vier Jahren zum fünfzigsten Geburtstag geschenkt hatte. Fast fünf Minuten Unterschied. Er drehte den Sitz seines Bürosessels um neunzig Grad, sodass er durch die Glasscheibe die digitale Funkuhr auf dem Flur ablesen konnte. Seine Armbanduhr ging richtig. Mit der Fingerspitze schob er den großen Zeiger der Standuhr um eine römische Ziffer weiter nach vorn.
Er hypnotisierte den leeren Bildschirm, spielte mit allen zehn Fingern eine Mazurka auf der Schreibtischplatte und kaute an den Enden seines Schnurrbarts. Er war zu lang. Carola hatte es ihm schon gestern gesagt. Sie mochte seinen Schnurrbart nicht, und sie hasste seine Angewohnheit, daran herumzuknabbern. Rolf Fenger nahm die Papierschere aus dem schwarzen Lederköcher. Auch ein Geschenk von Carola. Ebenso wie der schwere silberne Brieföffner, die protzige Schreibunterlage aus Saffianleder und die beiden Meriandrucke an der schmuddeligen Bürowand. Alles ein bisschen zu teuer, ein bisschen zu schick und absolut deplatziert in der provisorisch-chaotischen Umgebung dieses vollgestopften Dreimannbüros. Dafür waren sie auch nicht gedacht gewesen. Sie stellten eine Art Vorgriff auf bessere Zeiten dar, einen Ausblick auf die erträumte Karriere und den

erhofften Wechsel zu einem renommierteren Blatt. Rolf Fenger betrachtete sich in dem kleinen Taschenspiegel, während er mit der Papierschere die Spitzen des grau melierten nikotinverfärbten Schnurrbarts stutzte. Das immer noch dichte lockige Haar mit den kleidsamen grauen Einsprengseln zog sich zunehmend aus der Stirn zurück, die Tränensäcke unter den wachen dunklen Augen, die scharfen Falten, die sich rechts und links von der Nase neben den Mundwinkeln eingegraben hatten, die schlaffe Haut unter dem Kinn und am Hals. Du wirst alt, dachte er. Und du kommst hier nicht mehr weg. Kein Starreporter, kein glänzender Theater- und Musikkritiker, kein politischer Kommentator von hohen Graden. Kein Pulitzerpreis, keine beißenden Verrisse, keine Leitartikel, keine brillanten Analysen. Chef der Lokalredaktion. Das war's. Na ja, hätte schlimmer kommen können.

Er griff zum Hörer und wählte. Besetzt. Hoffentlich führte Katharina nicht wieder eines ihrer berüchtigten Dauertelefonate.

Es klopfte. Eine Frau von der Putzkolonne steckte den Kopf ins Zimmer. Noch immer arbeiten, Chef, sagte sie missbilligend, nicht gut. Kommen wir später noch wieder.

Ja bitte, sagte er und drückte auf der Telefonanlage den Knopf für Wahlwiederholung. Jetzt war die Leitung frei. Katharina meldete sich. Was hatte das Mädchen bloß für eine fiepsige Stimme?

Hallo Kleines, hier spricht dein greiser Vater. Was ist los? Ist dir irgendeine Laus über die Leber gelaufen?

Nun werde doch nicht gleich pampig. Man darf ja wohl mal fragen. Holst du bitte mal die Mutti an den Apparat?

In der Badewanne? Hm. Dann richte ihr doch bitte was aus. Es kann sein, dass es bei mir etwas später wird. Die Karten sind auf unseren Namen an der Kasse hinterlegt. Ich setze natürlich alle Hebel in Bewegung, um pünktlich zu sein. Aber wenn es nicht

klappt, dann soll sie ruhig schon rein gehen. Ich komme dann nach dem ersten Akt oder spätestens in der Pause. Alles klar? Tschüs, Kati, und schönen Abend. Triffst du dich noch mit Philipp?
Ist schon gut! Ist schon gut! Geht mich wirklich nichts an. Ist mir eigentlich auch piepegal. Mein Gott, hast du schlechte Laune, Kind. Schlaf dich mal gründlich aus. Du bist in letzter Zeit schwer zu ertragen.

- 5 -

„Spitze des Urinabsorbers für 1 Sekunde in den Urin halten. Den Urinabsorber in die Ergebniskappe zurückstecken."
Katharina schob den Teststab in die Hülle. So einfach wie ein Füllfederhalter, murmelte sie und biss sich auf die Unterlippe.
„Nach 4 Minuten das Ergebnis ablesen."
Sie drehte die Eieruhr um und stellte sie neben dem Test auf den Rand des Waschbeckens. Der Sandstrahl rieselte durch die enge Mitte des Glasröhrchens. Vier Minuten. So lange wie es brauchte, ein pflaumenweiches Frühstücksei zu kochen. Die kleine rote Plastikuhr hatte sie vor vielen Jahren ihren Eltern zu Ostern geschenkt. Damals ging sie noch in den Kindergarten. An Geburtstagen, am Muttertag oder zu hohen Feiertagen hatte sie, zuerst noch zusammen mit Rachel, für ihre Eltern das Frühstück gemacht und es ihnen ans Bett gebracht. Katharinas wichtigste Aufgabe war es gewesen, den verrinnenden Sand der Eieruhr zu beobachten. So wie jetzt. Auf dem Boden des Glases entstand ein flacher Hügel, wuchs an, bildete eine Spitze, brach ein und wuchs erneut. Vier Minuten sind lang, wenn man wartet. Das wusste sie.
„Bleibt nach 4 Minuten in beiden Sichtfenstern der Ergebniskappe ein rosafarbener Punkt sichtbar, sind Sie schwanger."
Katharina hatte sich verboten, das Teströhrchen schon jetzt zu beobachten. Erst nach vier Minuten wollte sie hinsehen. Wenn die Eieruhr ausgelaufen war. Der Hügel auf dem Boden wuchs. Im oberen Teil des Glaszylinders bildete sich ein kleiner Krater. Der Sand schien jetzt schneller zu fließen, wie durch einen Sog beschleunigt. Die letzten Körner fielen herab.

Vier Minuten waren um.
Noch eine Minute, dachte Katharina. Damit es ganz sicher ist. Noch eine einzige Minute. Sie schloss die Augen und begann zu zählen: einundzwanzig, zweiundzwanzig, dreiundzwanzig, vierundzwanzig …
Bei einundachtzig öffnete sie die Augen.
Als sie den Test vom Waschbeckenrand nehmen wollte, stieß sie gegen die Uhr. Sie fiel herunter. Der Glaszylinder zerbrach, und der feine Sand verteilte sich zu einem unregelmäßigen Muster auf den rostfarbenen Terrakottafliesen. Katharina fühlte, wie ihr die Tränen in die Augen schossen.
Schluchzend las sie das Ergebnis des Schwangerschaftstests ab. In beiden Sichtfenstern der Ergebniskappe zeigte sich deutlich und klar umrissen ein rosafarbener Punkt.
Positiv!

Zuerst fühlte sie nichts.
Alles war so unwirklich, so banal. Zwei kleine rosarote Punkte veränderten ihr Leben. Nichts würde mehr sein wie zuvor. Absolut nichts. Ein Geschmack nach Metall füllte ihren Mund, und ein heller Ton sirrte in ihren Ohren. Wie Grillen, dachte sie verschwommen, wie die Zikaden in der Camargue, damals auf der Reise mit Rachel. Tausende Sonnenblumen auf den Feldern, die alle ihre Köpfe in die gleiche Richtung drehten, weiße Pferde, die Sümpfe, der Stierkampf im römischen Amphitheater von Arles. Und über allem der Duft nach Lavendel und das Schrillen der Zikaden bis tief in die Nacht.
Katharina legte sich auf die Baumwollmatte vor der Badewanne. Sie atmete tief und langsam. Ein und aus. Ein und aus.
Tief durchatmen, Kleine, hatte Rachel damals gesagt, beim ersten und einzigen Stierkampf ihres Lebens. Tief durchatmen, sagte sie, als der Matador dem toten Tier ein Ohr abschnitt und mit

dem triumphierend über den Kopf gereckten blutigen Fetzen durch die Arena lief. Ganz tief durchatmen.
Es half auch dieses Mal.
Katharina stand auf. Ihre Beine zitterten. Sie schwankte ein bisschen und stützte sich auf den Rand der Wanne. Die dünne indische Baumwollbluse klebte an ihrem Körper, ihre Haare waren schweißnass und kräuselten sich an Stirn und Schläfen zu winzigen Locken. Sie holte Handfeger und Schaufel, klaubte die Scherben der Eieruhr zusammen, kehrte den feinen Sand aus den Fugen der Fliesen und kippte alles in den Abfalleimer.
Und was mache ich mit dem Test?, dachte sie. Vielleicht sollte ich ihn einfach hier liegen lassen. Wäre doch eine gelungene Überraschung, wenn ihre Eltern in ein paar Stunden heiter und ein wenig beschwipst nach Theater und festlichem Essen nach Hause kämen. Alles unmissverständlich klar. Kein Gestotter, keine peinlichen Erklärungen, einfach nur die Fakten. Positiv. Schwanger. Herzlichen Glückwunsch, liebe Großeltern.
Aber dann holte sie eine alte Tageszeitung aus der Diele, wickelte Schachtel, Gebrauchsanweisung und die weiße Plastikhülse darin ein und versenkte das Paket im Mülleimer, begrub es tief unter Eierschalen, Kaffeefiltern, benutzten Papiertaschentüchern und welken Salatblättern.

Was sollte sie jetzt tun? Hausaufgaben machen wie geplant? Die Schule, die schlechten Noten in Englisch und Biologie – das zählte auf einmal alles nicht mehr. Was jetzt zählte, waren die Wochen, die ihr noch blieben. Katharina suchte nach ihrem Taschenkalender. Er steckte im Innenfach der Umhängetasche mit den Sportsachen. Sie kannte die Daten auswendig. Hatte sie schon dutzende Male überprüft. Der Beginn ihrer letzten Periode war durch ein kleines Kreuz markiert. Etwa zwei Wochen später konnte es passiert sein. War es passiert. Das wusste sie ja jetzt. In dieser Zeit hatte sie sich fast täglich mit Philipp getroffen. Die vielen verschnörkelten P in ihrem Kalender, umrahmt von einem kleinen Blütenkranz, bewiesen es. Sie blätterte noch einmal sorgfältig die Seiten um und zählte nach. Etwa acht und eine halbe Woche waren seit dem Empfängnistermin vergangen. Die Zeit wurde knapp. Bis zum Ende der zwölften Woche musste sie alles geregelt haben. Sonst war es zu spät. Wenn sie es bis dahin nicht schaffte, würden nur noch die Monate zählen. Sie rechnete mit den Fingern. Auch das hatte sie schon dutzende Male getan. Februar, März, April, Mai, Juni ... Ende Oktober würde das Kind zur Welt kommen.

Das Telefon läutete. Katharina rührte sich nicht. Lasst mich in Ruhe, murmelte sie, ich will mit niemandem reden. Das Klingeln hörte nicht auf. Vielleicht war es etwas Wichtiges. Als sie endlich aufstand und abhob, hörte sie nur noch das Freizeichen.

Vielleicht war es Philipp, dachte sie und lächelte freudlos. Philipp, der werdende Vater. Vielleicht will er sich ja erkundigen, wie es mir geht, nachdem ich heute Morgen kreidebleich aus dem Biologiesaal gestürzt bin. Ich muss es ihm sowieso sagen. Warum also nicht gleich? Warum nicht am Telefon?

Es schien ihr einfacher zu sein, wenn sie dabei sein Gesicht nicht sehen musste. Sie hatte Angst davor, ihre eigene Panik in seinen Augen gespiegelt zu sehen. Als sie seine Nummer wählte, dröhnte ihr das Echo ihres Pulsschlags aus dem Hörer entgegen.

Kli-himt, sagte die schleppende Stimme von Philipps Mutter.

Guten Abend, Frau Klimt, hier ist Katharina. Kann ich bitte den Philipp sprechen? Eine kurze Pause. Katharina lauschte angespannt. Sie hatte den Eindruck, dass eine Hand auf die Sprechmuschel gelegt wurde. Dann kam die Stimme zurück: Tut mir Leid, leierte sie, unser Philipp ist nicht da.

Wissen Sie, wann er zurückkommt?
Wieder eine Pause. Katharina meinte eine Stimme im Hintergrund zu hören.
Nein, weiß ich nicht. Soll ich etwas bestellen?
Danke, nicht nötig. Katharina knallte den Hörer auf die Gabel.
Unser Philipp ist nicht da, murmelte sie, das glaubst du doch selbst nicht. Wahrscheinlich lässt er sich verleugnen, unser Philipp. Weil er Angst hat vor dem, was ich ihm sagen will. Aber das wird ihm nicht helfen, liebe Oma, denn unser Philipp wird Vater. Da staunst du, was? Es könnte sich einiges verändern im Leben unseres Philipp. Wir müssen einen Kinderwagen kaufen statt der geplanten 80er Maschine, Saugfläschchen statt Weizenbier, Windeln und Strampelhöschen statt cooler Klamotten, Babysitten an Stelle von Videosession und Disco. So können Sie sich Ihren Philipp nicht vorstellen, liebe Frau Kli-himt? Ich auch nicht.

Katharina tippte auf die erste der eingespeicherten Telefonnummern. Rachels Anschluss erschien im Display.
Hoffentlich geht nicht wieder dieser Blödmann dran, dachte Katharina, dieser Johannes, mit dem sie jetzt schon seit fast zwei Jahren zusammen ist, der mich ungefragt duzt und sich benimmt, als gehörte er schon zur Familie. Möchte bloß wissen, was Rachel an ihm findet. So ein gelackter Typ, immer frisch geföhnt, sonnenbankgegerbt, mit Designerklamotten. Arbeitet nichts, lernt nichts, aber hält sich für unwiderstehlich und baggert jede Frau an, die ihm vor die Flinte kommt.
Das Freizeichen ertönte. Dreimal. Dann klickte es:
Hier ist der Anschluss von Rachel Fenger und Johannes Bentlin. Wir sind leider im Augenblick nicht zu Hause. Wenn Sie eine Nachricht hinterlassen wollen ...
Katharina drückte die Gabel hinunter. Das fehlte noch. Eine

Nachricht auf dem Anrufbeantworter: Liebe große Schwester, lieber zukünftiger Schwager: Ich bin schwanger. Könnt ihr mir sagen, was ich jetzt machen soll?

- 6 -

Es ist wirklich unfassbar! Zum Ende des zwanzigsten Jahrhunderts ist es diesem Hotel noch immer nicht gelungen, sich auf die Bedürfnisse allein reisender Frauen einzustellen. Mein Zimmer hat die Größe einer Hundehütte, einen unverbaubaren Panoramablick auf die Abfallcontainer im Hinterhof und liegt direkt neben dem Aufzug. Im Speisesaal sitze ich an einem Katzentisch zwischen dem Personaldurchgang zur Küche und der Toilettentür.

Die dunkelhaarige Frau in Seidenbluse und dezentem, grau kariertem Kostüm sprach im Diskant. Jeden ihrer Sätze untermalte sie mit einem Trommelwirbel ihrer lachsfarben lackierten Fingernägel auf der Marmorplatte der Rezeption.

Während Rachel verständnisvoll und beruhigend in das wütende Gesicht mit zwei strengen Falten zwischen zwei strengen Augen lächelte, sah sie sich prüfend um. Bloß keinen Ärger mit unzufriedenen Gästen. Das war das erste Gebot eines jeden Hotels. Und vor allen Dingen nicht öffentlich. Zum Glück war die Eingangshalle fast leer. Nur eine kleine Gruppe japanischer Geschäftsreisender wartete in der Nähe der Drehtür auf die beiden Taxis, die sie vor einigen Minuten bestellt hatten. City by night, hatte der Typ im maßgeschneiderten nachtblauen Zweireiher, offensichtlich der Chef des Teams, lächelnd durch seine schief stehenden Hasenzähne gezischt und ihr dabei verschwörerisch zugezwinkert. Was immer das heißen sollte. Rachel vertraute auf die Findigkeit der Taxifahrer. Das hatte bisher in jeder Stadt, in der sie gearbeitet hatte, funktioniert.

Hören Sie mir eigentlich zu, Fräulein? Die Stimme der Dame

stieg um eine weitere Oktav. Ich möchte augenblicklich den Hotelmanager sprechen! Augenblicklich! Ich verlange ein angemessenes Zimmer. Und einen anderen Tisch!
Aber bitte beruhigen Sie sich doch, gnädige Frau, sagte Rachel. Sie haben selbstverständlich allen Grund zur Unzufriedenheit. Ihr Zimmer ist wirklich nur eine Notlösung. Leider hatten Sie nicht reserviert. Die Internationale Möbelmesse und gleichzeitig der Ärztekongress – Sie verstehen. Wir waren gestern Abend völlig ausgebucht. Aber zum Glück musste gerade eben ein Gast vorzeitig abreisen. Zimmer 105, eine kleine Suite, mit einem wunderbaren Blick auf den Fluss und den Dom. Ich werde dafür sorgen, dass die Räume sofort für Sie hergerichtet werden. Der Page wird Ihr Gepäck hinüberbringen. Und natürlich bekommen Sie heute Abend einen erstklassigen Tisch. Ich werde mich persönlich darum kümmern. Die Mehrkosten für die Suite gehen selbstverständlich zulasten unseres Hauses. Als kleine Entschädigung für Ihre Unannehmlichkeiten. Kann ich sonst noch etwas für Sie tun? Vielleicht einen Drink Ihrer Wahl in der Bar, bis Ihr neues Zimmer fertig ist? Wir möchten, dass Sie zufrieden sind und uns in guter Erinnerung behalten.
Die Dame entspannte sich augenblicklich. Das Trommeln verstummte abrupt, die senkrechten Falten zwischen den sorgfältig in Form gezupften Augenbrauen verschwanden.
Ausgezeichnet. Das haben Sie sehr gut gemacht, Frau Fenger, sagte sie, ohne einen Blick auf das schmale Namensschild an Rachels blauer Kostümjacke zu werfen. Besser kann man es nicht regeln. Ich nehme an, Zimmer 105 hatten Sie ohnehin für Problemfälle in Reserve. Oder hatte Ihnen jemand einen Hinweis gegeben?
Einen Hinweis?, sagte Rachel entgeistert.
Offenbar nicht. Die Dame nickte zufrieden und streckte ihr die perfekt manikürte Rechte entgegen. Rentrop, Personalabtei-

lung, sagte sie. Ich komme aus der Zentrale in Frankfurt. So eine Art Innenrevision, Sie verstehen. Wir überprüfen von Zeit zu Zeit die Leistungen unserer Häuser. Vor allen Dingen dann, wenn Beförderungen anstehen oder wenn uns interne Bewerbungen vorliegen.
Rachel fühlte sich etwas benommen.
Zimmer 105 war nicht in Reserve, sagte sie mit pelziger Zunge. Der Gast ist wirklich eben erst abgereist. Wir sind komplett ausgebucht. Wir haben sogar schon Gäste an benachbarte Häuser weiterempfehlen müssen.
Umso besser. Sie haben wirklich bemerkenswert rasch reagiert. Übrigens brauche ich die Suite natürlich nicht. Ich reise noch heute Abend weiter. Aber Sie werden in jedem Fall von uns hören, Frau Fenger.
Darf ich noch einen Vorschlag machen?
Ja, bitte. Frau Rentrop strich sich mit einer müden Geste die Haare aus der Stirn.
Ich bin der Meinung, dass wir das Zimmer 419, in dem Sie jetzt wohnen, überhaupt nicht mehr anbieten sollten. Es gibt immer wieder Ärger damit, und es ist wirklich dem Standard des Hauses nicht angemessen. Es sei denn …
Ja? Es sei denn?
Es sei denn, wir nennen dem Gast vorher die Nachteile des Zimmers und bieten ihm einen erheblichen Preisnachlass an. Es fällt mir übrigens auf, dass es wirklich fast immer allein reisende Frauen sind, denen dieses Zimmer zugemutet wird.
Sieh mal an, mein Auftritt lag also gar nicht so daneben. Im Grunde dachte ich, die Dinge hätten sich längst geändert. Allein reisende Geschäftsfrauen sind ja keine Exoten mehr.
Frau Rentrop lächelte zum ersten Mal. Entweder hatte sie erstklassige Zähne oder einen erstklassigen Zahnarzt.
Ich werde Ihre Anregung auf jeden Fall weiterleiten, sagte sie.

Sie haben Recht. Dieses Kämmerchen ist bei diesem Preis wirklich eine Zumutung.

Als sich die gläsernen Aufzugtüren geschlossen hatten und zuerst das Lächeln, dann das graukarierte Kostüm und schließlich auch die etwas plumpen Beine in seidig glänzenden anthrazitfarbenen Stützstrümpfen und schwarzen Lackpumps nach oben entschwebt waren, setzte sich Rachel für einen Augenblick auf den Armsessel im Hintergrund der Rezeption. Er war für den Nachtportier bestimmt. Am Tage war das Sitzen nicht erlaubt. Rachel fühlte, wie ihr ein einzelner Schweißtropfen langsam aus den aufgesteckten Haaren sickerte und den Nacken hinunter in den Blusenkragen lief. Sie hatte nie geglaubt, dass die Zentrale als Gäste getarnte Prüfer durch die Häuser schickte, hatte das Gerede darüber als Gerücht abgetan. Was hatte Frau Rentrop gesagt? Beförderungen und interne Bewerbungen? Rachel hatte sich intern beworben. Schon vor mehreren Wochen. In München, im besten Haus der Kette, war die Position der Direktionsassistentin ausgeschrieben. Ein Traum. Wahrscheinlich ein vergeblicher. Rachel schätzte ihre Aussichten realistisch ein. Zwar hatte sie die Ausbildung als Hotelfachfrau mit erstklassigen Noten abgeschlossen, sie hatte einige Jahre lang Erfahrungen in guten Hotels im In- und Ausland gesammelt und beherrschte neben Englisch und Französisch auch ein bisschen Spanisch und einige Brocken Russisch. Aber sie hatte kein Abitur, keine Schweizer Hotelfachschule, kein Touristik- oder Betriebswirtschaftsstudium. Etwas davon oder sogar alles hatte heute fast jeder, der sich um eine der kostbaren Führungsstellen bewarb. Meine eigene Schuld, dachte Rachel. Warum habe ich bloß die Schule abgebrochen? Weil ich raus wollte, weg von zu Hause. Endlich auf eigenen Füßen stehen, eigenes Geld verdienen, etwas von der Welt sehen.

Wahrscheinlich hatte ihre Bewerbung keine Chance. Aber den Versuch war es trotzdem wert. München! Eine neue Stadt. Neue Aufgaben. Neue Menschen. Nicht mehr täglich einen Umweg machen müssen, um nicht an dem schmalen, roten Backsteinhaus vorbeizukommen, dem Haus mit den beiden weißen Emailleschildern neben der Eingangstür und den Milchglasscheiben in drei Fenstern der ersten Etage.

Rachel sah auf die Uhr. Noch knapp zwei Stunden bis zum Feierabend. Falls nichts dazwischen kam, und falls die Ablösung pünktlich eintraf. Wer war denn heute dran? Sie fuhr mit dem Finger den Einsatzplan entlang. Stephan. Auf den war Verlass.
Sie konnte es kaum erwarten, alles mit Johannes zu besprechen. Natürlich würde sofort ihre alte Diskussion von neuem beginnen. Rachel seufzte schon beim Gedanken daran. Es war immer das gleiche Frage- und Antwortspiel, das zwischen ihnen ablief wie nach einer festen Regel:
Warum willst du denn weg von hier?, würde er fragen.
Weil München eine ganz große Chance für mich ist.
Und was ist mit mir?
Du kommst mit.
Und was soll ich in München machen?
Endlich wieder einen richtigen Job annehmen.
Und was ist mit der Uni und mit meinen Freunden?
Darauf würde sie nicht antworten. Dieses Mal nicht. Das hatte sie ein einziges Mal getan, ausführlich und ohne ein Blatt vor den Mund zu nehmen. Danach hatte Johannes tagelang kein Wort mit ihr gesprochen.
Diese verdammten Freunde. Sie konnte sich nichts Besseres vorstellen, als die beiden endlich los zu werden. Ohne sie würde alles wieder so sein wie früher. Sie gab sich große Mühe, daran zu glauben.

Als sie sich kennen lernten, arbeitete Johannes in dem großen Reisebüro gleich gegenüber vom Bahnhof. Sie selbst war gerade erst in die Stadt gezogen und hatte noch ein paar Tage restlichen Urlaub zur Verfügung, bevor sie ihre neue Stelle antrat.
Ich habe sehr wenig Geld und ungefähr eine Woche Zeit. Was ist das Aufregendste, das Sie mir anbieten können?, sagte sie zu dem jungen Mann mit dem dunklen Wuschelkopf, der sie durch die Gläser seiner runden Metallbrille wohlgefällig musterte.
Und Johannes hatte ohne einen Moment zu überlegen geantwortet: Eine Busreise mit siebenmal Übernachtung und Frühstück in einem auf Seniorenüberwinterung spezialisierten Strandhotel an der Costa Brava oder einen Erste-Klasse-Flug, Inselrundfahrt, Vollpension und Folkloreabend mit Gala-Diner in einem Fünf-Sterne-Hotel, in einem Land, das nach Vanille und Gewürznelken duftet und wo die Koboldmakis so zahm und so frech sind, dass sie dir die Butterbrote aus der Tasche stibitzen. Ist das genug Aufregung für sehr wenig Geld und eine Woche Zeit?
Es stellte sich heraus, dass er zwei Freiflugtickets für Madagaskar hatte, aber niemanden kannte, der mit ihm dorthin fliegen wollte. Die Insel unternahm große Anstrengungen, um den Tourismus anzukurbeln, und lud deshalb Vertreter der Reisebranche mit Begleitperson zu einer „Schnupperwoche" ein. Die Bedingungen waren fabelhaft, sie bewegten sich hart an der Grenze zur Bestechung.
Natürlich mit getrennten Zimmern und getrennten Kassen. So weit wollen wir die Aufregung nicht gleich treiben, sagte der Wuschelkopf. Er nahm die Brille ab und lächelte ihr zu. Ein unwiderstehliches Lausbubenlächeln, pfiffig und ein bisschen durchtrieben. Übermorgen um sechs Uhr dreiundzwanzig ab Frankfurt. Wie wär's?

So hatte es begonnen. Eine Woche voller Wunder. Und danach ein wunderbares Jahr. Rachel seufzte. Warum konnte nichts so bleiben wie es war? Einmal perfekt und dann unverändert für alle Zeiten?
In irgendeinem überfüllten Biergarten lernten sie Andreas und Claus kennen. Die jungen Männer setzten sich zu ihnen an den Tisch. Sie studierten Volkswirtschaft. Wann sie das machten, blieb für Rachel ein ungelöstes Rätsel. Die beiden arbeiteten als Fotomodelle und Dressmen, als Kellner bei Empfängen, halfen bei der Organisation von Kongressen und schienen ständig europaweit irgendwelche Nobelschlitten und Luxusyachten zu überführen. Johannes traf sich immer häufiger mit ihnen. Er war fasziniert von ihrer Selbstsicherheit, ihrem Auftreten und ihrem Lebensstil, magisch angezogen vom Hauch der großen Freiheit, der sie zu umwehen schien.
Schon bald hatten sie ihn davon überzeugt, dass die Arbeit im Reisebüro weit unter seinen geistigen und vor allen finanziellen Möglichkeiten blieb. Er kündigte seinen Job und schrieb sich für das Sommersemester ein. Rachel stellte schon bald fest, dass er überhaupt nicht zur Universität fuhr. Er besaß kein Vorlesungsverzeichnis, keine Fachbücher, nichts, was auf ein Studium schließen ließ. Ausgenommen den Immatrikulationsbogen, den Studentenausweis, das Semesterticket und die Bescheinigung über die Mitgliedschaft in der studentischen Krankenversicherung.
Schnüffel nicht in meinen Angelegenheiten rum, sagte Johannes, als sie ihn danach fragte. Ich bin schließlich nicht mit dir verheiratet.
Er nahm Studentenjobs an. Mehrere zur gleichen Zeit. Er kellnerte in Biergärten und kleinen Kneipen, übernahm Reiseleitungen, jobbte in einem Saunaclub und in einem Sonnenstudio. Und er verbrachte viel Zeit mit Andreas und Claus, war

manchmal tage- oder wochenlang mit ihnen unterwegs. Rachels Fragen beantwortete er knapp, widerwillig und ausweichend. Er begann, sich für Sachen zu interessieren, die ihm früher nichts bedeutet hatten, veränderte sich immer mehr. Schließlich war er bis zur Stumpfsinnigkeit fixiert auf Luxusautos, Designerklamotten, exotische Reiseziele, Surfen, Hochseesegeln und Tennis. Alles Dinge, die für ihn mehrere Nummern zu groß waren.

Sie wusste nicht, um wie viel er sein Girokonto überzogen hatte. Das Sparbuch jedenfalls war längst abgeräumt. Als er vor einigen Wochen fragte, ob sie ihm ein paar Hunderter leihen könnte, hatte sie wütend abgelehnt. Danach sprach er tagelang kein Wort. Aber sie war hart geblieben. Sie musste für ihr Geld schwer genug arbeiten. Sie allein bezahlte die Miete und die hohen Nebenkosten für Heizung, Wasser und Elektrizität. Johannes trug keinen Pfennig mehr dazu bei. Er schien es selbstverständlich zu finden, dass der Kühlschrank gefüllt war, sein Bier gekühlt und seine Wäsche gewaschen und gebügelt. Natürlich war sie selbst schuld daran.

Mein eigener Fehler, dachte sie. Und nicht einmal der schlimmste. München ist unsere Chance. Vielleicht unsere letzte.

- 7 -

Auch an diesem Morgen wartete er auf der Bank neben dem Forsythienstrauch.
Na, geht's dir heute besser?, sagte er und scheuchte mit einer Fußbewegung die Spatzen auf.
Katharina zog die längliche Pappschachtel mit dem Test aus ihrer Schultasche. Mitten in der Nacht war sie aufgewacht, aufgestanden, auf nackten Füßen durch das stille dunkle Haus geschlichen und hatte sie aus dem Mülleimer gefischt. Warum eigentlich? Hatte sie gehofft, der zweite Punkt sei auf irgendeine Weise verschwunden, habe sich aufgelöst wie ein Hirngespinst, wie ein schlechter Traum? Aber er war natürlich noch da. Deutlich umrissen und rosarot. Sie war wieder in ihr Bett geschlüpft, hatte das Gesicht in ihren zerschlissenen Stoffelefanten gewühlt und sich in den Schlaf geheult.
Weißt du, was das ist?, fragte sie und hielt Philipp die Packung hin.
Nein, sagte er unbehaglich und rutschte auf der Banklehne ein Stück weiter von ihr weg.
Es beißt nicht. Sieh es dir ruhig an. Irgendwann musst du dich ja den Tatsachen stellen. Du kannst dich nicht immer von Mutti verleugnen lassen. So wie gestern Abend am Telefon.
Er machte nicht einmal den Versuch, es abzustreiten.
Du bist schwanger. Stimmt's? Seine Stimme war heiser und so leise, dass sie ihn kaum verstand.
Katharina nickte.
Aber das kann doch nicht … ich meine, das geht doch nicht, sagte er hilflos.

Er schluckte, und Katharina beobachtete teilnahmslos die zuckenden Bewegungen seines Adamsapfels.
Mensch Katharina! Philipp war aufgestanden und lief vor der Bank auf und ab. Ich weiß nicht, was du von mir erwartest. Ich bin noch nicht mit der Schule fertig. Ich bin viel zu jung – für so etwas. Ich muss erst meinen Abschluss machen, einen Ausbildungsplatz finden. Vielleicht auch studieren. Geld verdienen.
Katharina gab sich Mühe, die Tränen zurückzudrängen, die sie hinter ihren Lidern brennen fühlte.
Philipps volle Unterlippe zitterte. Wenn mein Vater das mitkriegt, sagte er, dann rastet er aus. In den großen dunklen Augen mit den dichten schwarzen Wimpern, in die sie sich als Erstes verliebt hatte, stand helles Entsetzen. Er darf auf keinen Fall etwas davon erfahren. Hörst du?
Wie stellst du dir das vor? In spätestens ein paar Wochen sieht es Stephanie, und ab dann weiß es jeder in der Schule und die halbe Stadt.
Ist schon klar. Deshalb musst du eben … Er berührte ihren rechten Oberarm. Schüchtern, bittend.
Mit einer wütenden Bewegung schüttelte sie seine Hand ab.
Ja?, sagte sie. Sprich dich nur aus. Was muss ich dann eben?
Du weißt genau, was ich meine, murmelte Philipp. Mach es nicht noch schwerer. Du musst zu irgendeiner Beratungsstelle gehen. Pro familia oder so. Du kriegst dann einen Schein, glaube ich. Damit kannst du … Ich meine, dann werden sie … Ist gar kein Problem. Du musst nur die Frist einhalten.
Warum sprichst du es nicht einfach aus?, schrie sie. Wo doch alles so einfach ist, so selbstverständlich? Wenigstens das, wenn sonst schon nichts. Du meinst, ich soll das Kind abtreiben lassen? Es umbringen lassen? Ich soll es aus mir heraussaugen oder herauskratzen lassen? Meinst du das? Dann sag das auch, du Feigling! Das ist doch das Mindeste, das ich erwarten kann.

Jetzt dreh bitte nicht durch, Katharina. Mach kein Drama daraus. Umbringen lassen! Da ist doch noch nichts. Jedenfalls jetzt noch nicht. Höchstens ein Zellklumpen. Oder so.
Oder so!, höhnte sie. Das hättest du wohl gerne. Es stimmt aber nicht. Ich bin nicht gut in Biologie, aber ich habe in unserem Schulbuch nachgesehen. Das solltest du auch mal tun. Ein Zellklumpen! Von wegen! Ich bin in der neunten Woche. Jetzt ist es ungefähr sieben Zentimeter groß. In ein paar Tagen entscheidet sich, ob es ein Mädchen oder ein Junge wird. Es hat schon alle Organe, sein Gehirn arbeitet, sein Herz schlägt. Und es hat schon ein Gesicht ...
Heißt das etwa, dass du es behalten willst?, flüsterte Philipp.
Katharina betrachtete ihn. Ruhig, fast unbeteiligt. Eine nüchterne Bestandsaufnahme. Das blasse Gesicht mit der breiten Stirn und der geraden Nase. Ein klassischer Etruskerkopf hatte ihr Vater gesagt, als sie zum ersten Mal ein Foto von Philipp zeigte. Die Schweißperlen über der Oberlippe, die weit aufgerissenen, rührend schönen Augen, das unkontrollierbare Zucken der Mundwinkel, das etwas zu schwache, weiche Kinn. Er zitterte und hatte die Arme so eng um seinen Körper geschlungen, als müsse er sich an sich selbst fest halten.
Du erinnerst mich an das kleine Meerschweinchen, das ich früher einmal hatte, sagte Katharina. Es hieß Snoopy. Als ich es das erste Mal aus dem Käfig holen wollte, geriet es in helle Panik und zitterte am ganzen Körper. Genau so wie du jetzt.
Sie lächelte mit verzerrtem Mund, und dann kamen doch die Tränen, und sie schlug beide Hände vors Gesicht.
Natürlich will ich es nicht behalten, schluchzte sie. Du brauchst keine Angst zu haben. Ich weiß, dass es nicht geht. Ich weiß, ich muss es wegmachen lassen. Aber du sollst wenigstens begreifen, was wir da tun.

- 8 -

... schlagen wir vor, den Kontrakt nicht zu befristen, damit die Kontrahenten bei veränderten Konstellationen entsprechend flexibel disponieren können. Mit freundlichen Grüßen und dem üblichen Pipapo. Die genaue Anschrift mit Titel und so weiter muss irgendwo gespeichert sein. Wahrscheinlich bei den Mietverträgen. Kann aber auch sein unter Immobilien. Oder unter dem Projektnamen. Wie war der noch gleich? Da müssten Sie mal nachsehen, Frau Fenger. Alles klar?

Der hoch gewachsene, etwas bullig wirkende Mann schob die steife Doppelmanschette seines blauweiß gestreiften Oberhemds zurück und sah auf die Uhr.

In fünf Minuten muss ich los, sagte er. Ich möchte den Brief vorher unterschreiben. Sonst liegt er hier bis zum Ende der nächsten Woche. Können Sie das schaffen?

Aber sicher, Herr Schmitz-Keldenich, sagte Frau Fenger.

Mistkerl!, murmelte sie zwischen zusammengebissenen Zähnen, als er den Raum verlassen hatte. Blöder Mistkerl! Du weißt ganz genau, wie nervös es mich macht, wenn du dauernd hinter mir stehst und mir direkt in den Computer diktierst. Warum benutzt du nicht endlich das verdammte Diktiergerät? Außerdem weißt du haargenau, was für ein Chaos dieses schwarzhaarige Busenwunder hier hinterlassen hat und wie schwierig es deshalb ist, auf die Schnelle die richtige Datei zu finden. Irgendwo in deinem Büro muss die Akte mit allen wichtigen Angaben liegen. Garantiert. Aber wenn du meinst, dass du mich klein kriegst, dann irrst du dich. Ich werde diese verdammte Adresse finden. Wenn jetzt nicht, dann später.

Sie formatierte den Brief, setzte Datum, Bearbeiter, Aktenzeichen und Grußformel ein und druckte ihn aus. Sollte sie die Adresse nicht rechtzeitig finden, konnte er den Brief vor seiner Abreise unterschreiben und sie würde später die fehlende Anschrift einsetzen.

Dann begann sie mit der Suche. Das Projekt lief unter dem Namen „Landlord“. Das war der Arbeitstitel für eine Serie von Werbeclips für Wurstkonserven, die alle im Umfeld einer alten Wasserburg spielten. Sie erinnerte sich daran, dass sie früher einmal mit ihrem Mann, mit Rachel und Katharina einen mittelalterlichen Weihnachtsmarkt im Innenhof dieser Burg besucht hatte. Mein Gott, wie lange war das schon her!

Unter „Landlord“ fand sie Drehbuchskizzen und diverse andere Schriftstücke, aber nicht die gesuchte Anschrift. Wie hieß denn bloß der Besitzer? Irgendein Graf Sowieso. Der Name lag ihr auf der Zunge. Aber das nützte nicht viel. Wahrscheinlich war er gar nicht der direkte Vertragspartner, sondern ließ sich von einem Notar oder Anwalt vertreten.

Sie versuchte es unter dem Stichwort Mietverträge. Aber ohne einen Namen hatte das nicht viel Sinn. Sie konnte in dieser kurzen Zeit nicht sämtliche Dateien lesen, um die richtige herauszufinden. Wie hieß noch gleich die Burg? Sie fuhr sich mit beiden Händen durch die feuchten kurzen Locken. Diese verflixte fliegende Hitze. Ob sie sich doch einmal ein Hormonpflaster besorgen sollte? Fast alle ihre Freundinnen hatten ihr dazu geraten. Katzfey hieß die Burg, oder Satzfey oder Eiserfey. Oder so ähnlich. Sie versuchte es mit allen drei Namen. Nichts. Vielleicht hatte die blöde Gans es ja unter „Burg“ gespeichert.

Frau Fenger sah auf die Uhr. Ein letzter Versuch. Burg Eiserfey. Nichts. Burg Katzfey. Auch nichts. Burg Satzfey. Na also! Wer sagt es denn! Sie kritzelte die Adresse auf ihren Block, schloss die Datei und holte den Brief zurück auf den Bildschirm. Rechtsan-

wälte Körner und Dr. Wiesdorf. Wunderbar. Ausdrucken. Fertig. Mich legst du nicht rein, dachte sie, als sie den Brief in der aufgeschlagenen Unterschriftenmappe auf den Schreibtisch ihres Chefs legte.
Rechtsanwälte Körner und Wiesdorf, sagte Schmike, wie er heimlich in der Abteilung genannt wurde, und nickte zufrieden. Sehr gut, Frau Fenger. Gerade eben habe ich auch den Vorgang gefunden. Lag unter der ausgehenden Post. Tut mir Leid, wenn ich Ihnen Mühe gemacht habe.
Aber das ist doch kein Problem, Herr Schmitz-Keldenich, sagte Frau Fenger und lächelte strahlend. Du aufgeblasener Schnösel, dachte sie, das tut dir überhaupt nicht Leid.
Meine Reiseunterlagen für Berlin sind komplett?, fragte Schmike.
Alles in Ihrem Aktenkoffer. Die Arbeitsunterlagen sind im Fach neben dem Laptop. Die wichtigsten Adressen und Telefonnummern habe ich unter „Eigene Dateien“ und dem Stichwort „Weites Feld“ für Sie zusammengestellt und gespeichert. In der Vortasche finden Sie Flugticket, Mietwagen- und Hotelreservierung. Und an der Rezeption liegt eine Karte auf Ihren Namen für die Musical-Premiere am Samstagabend. Es hat wider Erwarten doch noch geklappt.
Alle Achtung, sagte Schmike. Die Vorstellung ist seit Wochen ausverkauft. Können Sie mir verraten, wie Sie das gemacht haben?
Betriebsgeheimnis, antwortete Frau Fenger.
Das fehlte noch, dass sie ihm verriet, welche Mühe es gekostet hatte, Rachel zu erreichen, sie zu überreden, bei einem früheren Kollegen in Berlin anzurufen und ihn zu bitten, Himmel und Hölle in Bewegung zu setzen, um noch eine Karte aufzutreiben. Es hatte geklappt. Das genügte. Rachel und dem unbekannten Portier sei Dank.

Wie gesagt: Alle Achtung und vielen Dank, liebe Frau Fenger. Schmitz-Keldenich klappte seine Lesebrille zusammen und steckte sie in die Brusttasche seines Hemds. Sie sind eine Kämpfernatur. Das imponiert mir.

Er war weg. Endlich. Für fast eine ganze Woche. Frau Fenger öffnete das Fenster. Ein scharfer kühler Wind blies ihr ins Gesicht und blätterte in den Aktenstücken auf ihrem Schreibtisch. Jetzt hatte sie endlich Zeit, diesen Saustall in Ordnung zu bringen. Nacheinander würde sie sämtliche Ordner und Dateien durchforsten. Falls ihre Vorgängerin irgendein System hatte, nach dem sie die Akten ablegte, würde sie es herausfinden. Falls nicht – und das schien ihr wahrscheinlicher zu sein –, musste sie sich selbst eines schaffen.

An ihrem ersten Arbeitstag war ihr eisige Ablehnung entgegengeschlagen. Die junge Frau in Schmikes Vorzimmer, sehr gepflegt, sehr schwarzhaarig und sehr dekolletiert, nickte frostig, als Frau Fenger sich vorstellte. Ich bin informiert, sagte sie, es dauert noch einen Augenblick, Herr Schmitz-Keldenich telefoniert gerade.
Ein Stuhl wurde ihr nicht angeboten. Sie setzte sich unaufgefordert auf einen der frei schwingenden Stahlrohrstühle, deren Sitzfläche mit weißem Leder bezogen waren. Es dauerte mehr als eine halbe Stunde, bis sie endlich hereingebeten wurde. Der Mann hinter dem Schreibtisch stand nicht auf zu ihrer Begrüßung. Er wies mit einer beiläufigen Handbewegung auf den Besuchersessel. Sie setzte sich. Er musterte sie. Lange und ungeniert. Sie saß kerzengerade, schob das Kinn vor und starrte zurück.
Damit Sie informiert sind, sagte er, ich hätte diese Stelle lieber mit einer unserer tüchtigen, jungen Nachwuchskräfte besetzt, aber Herr Direktor Schleusser hat Sie so nachdrücklich empfoh-

len, dass mir keine andere Wahl blieb. Also versuchen wir es. Wir haben ein Jahr lang Zeit, uns aneinander zu gewöhnen. Ansonsten … Er ließ den Satz unbeendet in der Luft hängen und begann, in einem der Schriftstücke zu blättern, die über den ganzen Tisch verstreut lagen.
Sie fühlte, wie ihr die jetzt schon vertraute, lästige Hitzewelle den Hals hochkroch. Was sollte sie tun? Warten? Sollte sie etwas antworten? Wenn ja, was? Sollte sie aufstehen, die Tür hinter sich ins Schloss knallen und das Haus verlassen?
Das könnte dir so passen, mein Junge, dachte sie plötzlich. Mich kriegst du nicht klein. Natürlich hat der Schleusser mich empfohlen. Was denkst du denn, wie man sonst in meinem Alter noch einen Job findet? Und erzähl mir nicht, dass du immer ganz ohne Vitamin B ausgekommen bist. Ich werde dir zeigen, was ich kann; wir werden sehen, wer von uns den dickeren Kopf hat. Sie schlug die Beine übereinander, legte die Unterarme entspannt auf die gepolsterten Lehnen und lehnte sich zurück.
Norbert G. Schmitz-Keldenich blätterte rascher. Nahm eine neue Akte. Rückte seine Lesebrille zurecht. Fuhr sich durch die etwas schütteren Haare. Zog die gelbblau geblümte Krawatte gerade. Sonst noch etwas?, fragte er schließlich.
Ich warte darauf, dass Sie mir meinen Arbeitsplatz zeigen und mir mitteilen, wer mich einarbeiten wird, sagte sie und schenkte ihm ein aufgeräumtes, sonniges Lächeln.

Inzwischen waren fast zwei Wochen vergangen, und die Partie stand noch immer unentschieden. Er schikanierte sie, das war klar, aber sie weigerte sich, das offiziell zur Kenntnis zu nehmen. Und heute hatte sie einen Punkt gemacht. Den ersten und wahrscheinlich den entscheidenden.
Heute Abend werde ich mit Rolf eine gute Flasche Wein trinken, dachte sie. Ich bin über den Berg. Das müssen wir feiern.

- 9 -

Fünfte Stunde. Sport. Circletraining. Eine Schinderei. Jeder, dem eine Ausrede einfiel, drückte sich davor. Auffallend viele Mädchen litten an diesem Tag unter Menstruationsbeschwerden. Dieses endlose Rennen, Hüpfen, Seilspringen, Grätschen, Hopsen, Ballprellen, Hocke-Strecke. Und dann die ganze Serie von vorne. Und wieder von vorne.

Ich kann nicht mehr, japste Greta und presste beide Hände auf ihre Rippen. Ich habe solches Seitenstechen. Ich muss aufhören. Sie plumpste auf die Bank neben Stephanie, Heike, Melanie und Paula.

Katharina hielt immer noch durch. Hocke-Strecke, Hocke-Strecke, Hocke-Strecke. Hocke-Strecke.

Vielleicht geht es ja von alleine weg, dachte sie. In Romanen und in Filmen schien das ganz einfach zu sein. Es war immer die gleiche logische Kette: eine große Anstrengung, ein scharfer Ritt oder ein Sturz, dann plötzlich einsetzende Blutungen, Schmerzen, Wehen, Fehlgeburt. Wie bei Scarlett O'Hara in „Vom Winde verweht".

Katharina riss die Arme hoch und federte tief und mit aller Kraft in die Hocke. Wieder und wieder. Das weiße Shirt und die knappen schwarzen Shorts klebten ihr am Körper. Sie atmete schwer, ihre Haare waren nass, und ihr Puls hämmerte.

Gib auf, Kleines, dachte sie, bitte gib es von alleine auf. Du hast sowieso keine Chance. Morgen fahre ich zu Rachel. Sie hat schon einen Termin mit der Beratungsstelle vereinbart. Bitte, erspare es dir und mir.

Und laufen, rief Frau Theile, die mitten in der Turnhalle auf

einem eigens dazu von zwei Schülerinnen herbeigeschleppten Kasten thronte. Der Ton ihrer schnarrenden Stimme war eindeutig sadistisch. Eins-zwei-drei-vier. Nicht so lahm, Freunde, bewegt eure müden Knochen. Das ist nicht das Mittwochvormittags-Hausfrauenturnen. Eins-zwei-drei-vier. Eins-zwei-drei-vier.
Es geht einfach nicht mit uns beiden, Kleines. Es ist zu früh. Ich bin doch erst sechzehn. Es ist die falsche Zeit. Und der falsche Vater. Tut mir so Leid.
Katharina wischte sich mit dem Unterarm über die Augen. Schweißperlen. Oder Tränen. Oder beides.
Ich muss aufhören, so viel zu heulen, dachte sie. Und ich muss aufhören, mit ihm zu reden wie mit einem wirklichen Kind. Sonst schaffe ich es nie.
Und zum Abschluss noch einmal das Sprungseil, Leute. Laufen-laufen-laufen-Sprung, laufen-laufen-laufen-Sprung. Ja, gut so. Nicht nachlassen, Mevlüde. Katharina, du bist große Klasse heute. Fit wie ein Turnschuh. Und laufen-laufen-laufen-Sprung, laufen-laufen-laufen-Sprung.

Sie hatte mit Absicht getrödelt, bis alle Kabinen leer waren. Jetzt schlüpfte sie hinter den Vorhang der letzten Dusche vor dem Fenster. Sie hatte als Einzige eine kleine geschützte Nische, in der man seine Sachen ablegen konnte. Katharina drehte den Wahlhebel auf Rot, aber aus dem kalkverkrusteten Duschkopf tröpfelte nur ein dünnes kühles Rinnsal. Der Heißwasserboiler war leer. Sie seifte sich ein. Ob man es schon sah? Ihre Taille war etwas stärker geworden. Da war sie sicher. Seit ein paar Tagen konnte sie den Knopf ihrer Jeans nur noch mit Mühe schließen. Und der Bauch? War er gewölbter als sonst? Eigentlich nicht. Sie spannte die Muskeln der Bauchdecke an und strich mit den seifigen Händen prüfend darüber.

Der Duschvorhang wurde mit einem kräftigen Ruck zur Seite gezogen.
Stephanies misslauniges, neugierig angespanntes Schafsgesicht erschien. Entschuldigung, sagte sie, ich glaube, ich habe mein Duschgel vergessen.
Der Blick der wimpernlosen blassen Augen taxierte unverhohlen den nackten Körper der Klassenkameradin.
Katharina hatte sich reflexartig zur Wand gedreht.
Hier ist kein Duschgel, sagte sie, verschwinde endlich.

Sie fuhr mit dem Fahrrad nach Hause. Es ging steil bergan. Die letzten hundert Meter hatte sie bisher noch nie geschafft. Aber heute würde sie nicht absteigen. Mit aller Kraft trat sie in die Pedale. Das Tempo verringerte sich so sehr, dass sie in Schlangenlinien fuhr und zu kippen drohte.
Wäre auch noch einen Versuch wert, dachte sie. Eine Sturzfahrt mit dem Rad. In vollem Tempo den Berg hinunter und dann plötzlich die Handbremse anziehen. Aber wahrscheinlich fliege ich bloß über den Lenker, schürfe mir das Gesicht auf, breche mir ein paar Knochen und du überlebst. Du bist zäh, Kleines, wahrscheinlich zäher als ich. Das ist mir schon klar.
Verdammt, jetzt hatte sie schon wieder zu ihm gesprochen, zu dem namenlosen Ding, das sich gegen ihren Willen in ihrem Körper breit machte. Das musste endlich aufhören. So schnell wie möglich. Sie musste es aus ihrem Bauch, aus ihrem Leben und dann aus ihrem Kopf vertreiben. Morgen. Morgen würde sie damit beginnen.

Gibt es irgendeinen besonderen Grund, warum du Rachel mitten in der Woche besuchst?, fragte Herr Fenger in einer der vielen Werbeunterbrechungen des als Psychothriller angekündigten Fernsehfilms.

Nee, sagte Katharina. Nur so. Die reine Geschwisterliebe. Müsste dir doch gefallen.
Und was ist mit der Schule?
Frei. Betriebsausflug des Kollegiums, log sie.
Lehrer müsste man sein, seufzte ihr Vater. Grüß Rachel von mir. Sag ihr, sie soll sich mal wieder hier sehen lassen.
Mache ich. Schlaf gut, Paps. Gib Mutti einen Kuss von mir, wenn sie kommt. Wo bleibt sie eigentlich so lange?
Keine Ahnung. Irgend so ein Psychokurs. Wird von der Firma bezahlt. Supervision, Interaktionstraining, Konfliktmanagement. Weiß der Geier. Manche Leute verdienen ihr Geld mit purem Gequatsche, da könnte man neidisch werden.
Ich nehme vor dem Schlafengehen noch ein Bad, sagte Katharina. Mir ist so schrecklich kalt. Wenn Mutti bis dahin noch nicht zurück ist, dann sag ihr bitte, dass ich morgen früh den Zug um zehn vor sechs nehme. Sie soll nicht extra aufstehen. Ich kann um diese Zeit sowieso noch nichts essen.

Das Wasser in der Wanne war glühend heiß. Als Katharina vorsichtig prüfend einen Fuß hineinsteckte, hatte sie das Gefühl, dass ihr die Haut abgezogen würde. Heiße Bäder wirken abtreibend. Das hatte sie irgendwo gelesen. Sie wusste nicht mehr wo. Aber es war einen Versuch wert, einen allerletzten. Zögernd tauchte sie auch den zweiten Fuß ins Wasser. Sie zog scharf die Luft ein. Dann, langsam, ganz langsam ließ sie sich in die dampfende, schaumige Lauge gleiten. Die Hitze nahm ihr fast den Atem. Aber sie hielt durch. Als sie das linke Bein etwas anhob, um die Haut ihres Unterschenkels zu betrachten, war sie so feuerrot wie bei einem schweren Sonnenbrand.
Wie lange musste man das wohl aushalten, damit es wirkte? Sie hatte keine Ahnung. Noch zehn Minuten, dachte sie und angelte ihre Armbanduhr von der Ablage. Sie spürte, wie sie sich

mehr und mehr entspannte. Ihr Körper gewöhnte sich an die Hitze. Sie legte den Kopf auf den rückwärtigen Wannenrand und schloss die Augen.

Hilf mir doch, Kleines, flüsterte sie, geh freiwillig weg. Du zerstörst mein ganzes Leben. Du kannst jetzt nicht zur Welt kommen. Aber ich weiß auch nicht, wie ich den Mut finden soll, dich zu töten.

- 10 -

Ist dieser Platz noch frei?
Wortlos zerrte Katharina ihren Rucksack von der gegenüberliegenden Bank zu sich hinüber und wuchtete ihn hoch ins Gepäcknetz. Warum musste der Typ sich ausgerechnet hier niederlassen? Sie ließ sich in den Sitz zurückplumpsen und wandte das Gesicht demonstrativ dem schmutzigen Fenster zu.
Der Zug ruckte an, das Klacken der Räder stotterte, wurde schneller und gleichmäßiger und fand den vertrauten Rhythmus wieder. Katharina schloss die Augen. Wenn er jetzt auch noch zu reden anfängt, dachte sie, gehe ich in ein anderes Abteil.
Es blieb ruhig. Ziemlich lange sogar. Dann schnarrte ein Reißverschluss. Er schien etwas zu suchen. Hatte es offenbar gefunden. Der Reißverschluss schnarrte noch einmal. Wieder Ruhe. Sie hörte das Rascheln von Papier, das Umblättern von Buchseiten. Prima. Leser quatschen nicht. Sie kuschelte sich in ihrer Ecke zurecht, vergrub den Kopf in die hinter ihr hängende Jacke und zog die Beine näher zum Körper. Sie hatte gerade die richtige Stellung gefunden, als die Abteiltür aufgerissen wurde. Ein Schwall kalter Luft und die knarzende Stimme kamen zur gleichen Zeit: Die Faaahrausweise bitte!
Katharina rappelte sich hoch. Sie suchte nach ihrer Geldbörse. In der Schultertasche, in den beiden Jackentaschen. Nichts. Sie reckte sich nach dem Rucksack.
Kann ich Ihnen helfen?, sagte der junge Mann.
Danke, knurrte Katharina, ich komme schon zurecht.
Sie durchwühlte das Hauptfach, suchte zwischen Schlafanzug,

Unterwäsche, Reiselektüre, Kulturbeutel, Walkman und Ersatzschuhen. Nichts. Mit schwitzenden Händen öffnete sie den Verschluss der Vortasche. Endlich! Das war sie ja. Sie zog einen Fünfzigmarkschein heraus.
Bitte eine Fahrkarte nach ...
Ich stelle fest, dass Sie nicht im Besitz eines gültigen Fahrausweises sind.
Den will ich ja gerade von Ihnen ...
Sie sind verpflichtet, vor Antritt der Reise einen Beförderungsschein am Fahrkartenautomat Ihres Ausgangsbahnhofs zu lösen.
Aber ...
Aber der ist mal wieder defekt, sagte der junge Mann. Wie meistens. Er selbst zeigte eine schmale Karte in einer Plastikhülle vor.
Der Schaffner sah unschlüssig von einem zum anderen, klappte den Mund auf und zu. Also gut, sagte er, dann werde ich ausnahmsweise von der Erhebung eines erhöhten Beförderungsentgelts Abstand nehmen.
Danke, sagte Katharina, als sich die Tür hinter dem uniformierten Rücken geschlossen hatte. Ich habe gar nicht gesehen, dass der Automat kaputt ist.
Ist er auch nicht, sagte der junge Mann und lachte.
Sieht gar nicht schlecht aus, dachte Katharina. Eigentlich genau der Typ, den ich mag. Dunkle Haare, eine kräftige Nase, ein schöner großer Mund, ein gut geformtes Kinn, und dann diese Lachfältchen um die braunen Plüschbärenaugen ...
Ich habe das Gefühl, dass wir uns irgendwoher kennen, sagte er.
O nein! Katharina unterdrückte einen Seufzer. Nicht so was. Nicht diese altehrwürdige Anmache!
Daran würde ich mich bestimmt erinnern, sagte sie kühl. Sie zog den Rucksack dicht an sich heran, lehnte sich in ihre Ecke zurück und schloss die Augen.

Soll das ein Kompliment sein?, sagte er und lachte wieder.
Katharina schnaubte verächtlich durch die Nase und kniff die Augen fester zusammen. Es war sehr ruhig im Abteil. Mist, dachte sie, ich hasse es, wenn mich jemand beobachtet.
Sie drehte sich zum Fenster und zog den Ärmel ihrer Jacke halb über das Gesicht. Endlich setzte das Rascheln der Buchseiten wieder ein, und sie entspannte sich. Was mochte er wohl lesen? Katharina blinzelte vorsichtig durch die halb geschlossenen Lider, aber er hielt das Buch zu tief. Sie konnte den Titel nicht erkennen. Allmählich, wie zufällig, rutschte sie ein bisschen tiefer in ihrem Sitz, ließ den Kopf seitlich auf die Schulter sinken und versuchte es noch einmal.
Es ist ein Buch über Gentechnologie, sagte er. Interessieren Sie sich dafür? Und wieder hörte sie das unterdrückte Lachen in seiner Stimme, spürte, wie ihr die Röte ins Gesicht stieg und dachte: arroganter Blödmann.

Sie öffnete die Augen erst wieder, als sie die Lautsprecherstimme quäken hörte: „Sehr geehrte Fahrgäste, in wenigen Minuten erreichen wir …"
Sie stand auf und nahm ihre Jacke vom Haken. Der Zug bremste mit einem scharfen Ruck. Katharina verlor das Gleichgewicht und landete auf dem Schoß des jungen Mannes. Ihr Rucksack, der noch mit geöffnetem Hauptfach auf der Bank stand, kippte um, fiel herunter und verteilte den größten Teil seines Inhalts auf dem schmutzigen Boden des Zugabteils. Mit hochrotem Kopf sammelte sie Unterwäsche, Schlafanzug und Kulturtasche ein.
Der junge Mann half ihr, reichte ihr nach einem prüfenden Blick grinsend den Schmöker „Katja, die ungekrönte Kaiserin", einen Turnschuh, einen Taschenschirm, ein Buch mit einem orientalischen Liebespaar auf dem Titelblatt, „Gesammelte Ge-

dichte" von Else Lasker-Schüler, und zuletzt einen total zerzausten Stoffelefanten.
Jetzt weiß ich, woher ich dich kenne, sagte er. Ruppichteroth. Die Fahrt zur Jugendherberge. Ihr wart gerade eingeschult worden, und wir von der 4b hatten für euch so eine Art Patenschaft übernommen. Erinnerst du dich? Du hattest so viele Gummibärchen und Lakritzschnecken in dich hineingestopft, dass dir übel wurde. Ich habe gerade noch rechtzeitig einen Eimer besorgt. Und dann ist dir genau dieser Elefant hier in den Eimer mit der …
Ich weiß, ich weiß, sagte Katharina wütend und riss ihm das Stofftier aus der Hand. Nur keine Peinlichkeit auslassen!
Sie stopfte den Elefanten in den Rucksack, zog die Kordel zusammen und ließ den Verschluss einschnappen.
Ich heiße übrigens Felix. Nur für den Fall, dass du es vergessen hast. Seine lachenden braunen Plüschbärenaugen hielten ihren Blick länger fest, als sie wollte. Ich fahre fast täglich mit diesem Zug.
Nett, dass Sie mich gewarnt haben, sagte Katharina und schmetterte die Waggontür hinter sich ins Schloss.

- 11 -

Warte auf mich im Foyer, hatte Rachel gesagt. Da liegen die neuesten Zeitschriften und Illustrierten, und du kannst dir auch etwas zum Trinken bestellen. Ich komme so schnell wie möglich.

Katharina saß kerzengerade in dem cremefarbenen Samtsessel und versuchte, ihre Beine so perfekt übereinander zu schlagen wie die Dame am Tisch gegenüber. Die Frau kam ihr bekannt vor. Aber woher? Aus dem Kino? Oder aus dem Fernsehen? Hatte die nicht in einer Vorabendserie mitgespielt? Eine Ärztin in einer Gemeinschaftspraxis, die sich in ihren Kollegen verliebt? Oder war es die aus der Münchner Schicki-Micki-Schmonzette, die Freundin des Reporters? Richtig! Das war sie. Mona hieß sie in dem Film. Aber wie hieß sie in Wirklichkeit? Greta würde es sofort wissen. Greta wusste alles über Stars. Sie würde vor Neid platzen, wenn sie ihr davon erzählte, und ihr niemals verzeihen, wenn sie kein Autogramm mitbrachte.

Jetzt sah die Dame zu ihr hinüber.

Katharina fühlte, wie sie rot wurde. Wie peinlich. Hoffentlich fühlte sie sich nicht belästigt durch ihr dauerndes Anstarren. Sie nahm einen Schluck Cola und vertiefte sich wieder in ihre Modezeitschrift. Die Entwürfe eines japanischen Designers waren knalleng. Bleiche Models mit dunkel umschatteten Augen und vorstehenden Schlüsselbeinen präsentierten magersüchtige Kinderkörper in schwarzen Latexhosen und verwaschenen knappen Leibchen aus cognacfarbenem und bordeauxrotem Pannésamt.

Katharina sah sich in der großen Empfangshalle um. Marmor, Teppiche, Spiegel, Blumengestecke, Gemälde, gläserne Aufzüge, eine geschwungene Treppe mit Messinggeländer, Polstersessel, niedrige Glastische. An der Eingangstür ein Portier mit goldbetresster Mütze und langem dunkelblauem Mantel mit Goldknöpfen. In seiner Nähe zwei Hotelpagen in knapp sitzender Uniform und runden, schräg aufgesetzten Käppchen. Hinter der Rezeption zwei hübsche junge Frauen in blauen Kostümen und weißen Blusen. Gäste kamen und gingen. Sie unterhielten sich in Deutsch, Englisch, Französisch und in Sprachen, die Katharina nicht kannte. Sie meldeten sich an oder ab, holten ihre Schlüssel oder brachten sie zurück, telefonierten, hinterließen Nachrichten, äußerten Wünsche. Alle waren teuer gekleidet, waren selbstsicher und gelassen, manche arrogant. Eine Atmosphäre von Reichtum, Sicherheit und großer Welt. Und mitten darin ihre Schwester Rachel.
In einem der beiden gläsernen Aufzüge schwebte ein exotisches Paar hinunter ins Foyer. Beide zierlich, mit einer Haut wie Milchkaffee und großen dunklen Augen. Der Mann trug einen hellen Leinenanzug im europäischen Schnitt und dazu einen leuchtend blauen Turban. Die Frau war mit einem türkisfarbenen Sari bekleidet, den Saum und das schalartig über den Kopf gezogene Ende schmückte eine breite Brokatborte.
Katharina seufzte. Sie beneidete ihre Schwester. Hier spielte sich das wirkliche Leben ab.

So, ich bin fertig für heute, sagte Rachel. Wir können gehen. Sie trug unter dem hellen Mantel noch ihre Dienstkleidung, aber sie hatte die Haare aufgelöst, und die haselnussbraune dicht gelockte Mähne fiel ihr über Schultern und Rücken.
Warte mal, flüsterte Katharina, weißt du, wer die Frau da drüben ist?

Klar doch, das ist die Berger. Die dreht hier einen Film.
Ich hätte so schrecklich gerne ein Autogramm von ihr. Nicht für mich. Für die Greta aus meiner Klasse. Aber ich traue mich nicht zu fragen.
Warum denn nicht? Ich frage sie.
Rachel ging zum Nebentisch. Sie sprach ein paar Worte. Die Schauspielerin lächelte, nickte Katharina zu und hob grüßend die Hand. Dann zog sie ein postkartengroßes Porträtfoto aus ihrer Handtasche und signierte es.

Wir nehmen die U-Bahn, bestimmte Rachel. Johannes hat das Auto. Er ist mal wieder mit seinen Spezis unterwegs und kommt wahrscheinlich erst übermorgen zurück. Dein Termin bei der Beratungsstelle ist erst am späten Nachmittag. Wir haben also jede Menge Zeit. Wir werden uns jetzt etwas Gutes kochen und ein bisschen tratschen. Das haben wir schon so lange nicht mehr gemacht. Ich weiß kaum noch etwas von dir. Als dein Anruf kam, war ich total verwirrt. Meine kleine Schwester ist schwanger, dachte ich. Unser Kathrinchen. Das kann doch nicht wahr sein. Ich wusste zuerst gar nicht, was ich sagen sollte.
Das habe ich gemerkt. Du hast so lange nicht geantwortet, dass ich schon dachte, die Verbindung wäre unterbrochen.

Die U-Bahn war überfüllt. Sie standen eingekeilt in eine Gruppe von aufgedrehten Schulkindern auf Klassenfahrt. Der Lärmpegel stieg von Station zu Station. Der Lehrer hatte einen hochroten Kopf und sah aus, als stünde er kurz vor einem Herzinfarkt. Sie waren froh, als sie aussteigen konnten.
In einem kleinen Lebensmittelgeschäft in der Nähe ihrer Wohnung kaufte Rachel sechs Lammkoteletts, ein Pfund Strauchbohnen, ein Stück Schafskäse, eine Tüte voll schwarzer,

schrumplig aussehender Oliven, ein Fladenbrot und zwei Flaschen Rotwein.
Ihre Schwester?, fragte der Händler.
Ja, meine kleine Schwester. Sieht man das?
Der Mann nickte mit Nachdruck. Die schönen Haare, sagte er, und die Figur. Er formte mit beiden Händen die kurvenreichen Umrisse einer Frau.
Mögen Sie Datteln?, fragte er. Frische Datteln?
Ich weiß nicht, sagte Rachel. Ich habe noch nie welche gegessen.
Ich zeige es Ihnen. Er nahm eine der länglichen, braun glänzenden Früchte, drehte mit der rechten Hand den Stielansatz heraus und schob mit den Fingern der linken die Frucht aus ihrer glatten Hülle nach oben.
Probieren Sie, sagte er.
Das schmeckt ganz wunderbar. Rachel leckte sich die Finger ab. Ganz anders als die getrockneten quietschsüßen Dinger, die wir immer zu Weihnachten bekamen. Erinnerst du dich noch, Katharina?
Der Mann füllte eine Hand voll Datteln in eine braune Papiertüte und legte sie zu Rachels Einkäufen.
Kleines Geschenk für die schönen Schwestern, sagte er.

Die Wohnung lag im vierten Stock. Es war ein altes Haus aus der Gründerzeit mit Marmortreppen, schmiedeeisernem Geländer und Stuckdecken. Einen Aufzug gab es nicht. Katharina schnaufte, als sie oben ankamen.
Ich habe extra für dich aufgeräumt, sagte Rachel. Du kannst deinen Rucksack ins Schlafzimmer stellen und mir dann beim Kochen helfen.
Sie arbeiteten schweigend. Rachel rührte eine Marinade aus Öl, Zitronensaft und getrockneten Gewürzen und bestrich damit

das Lammfleisch. Katharina wusch die Bohnen, schnitt die Enden ab und brach sie in gleich lange Stücke.
Mit oder ohne Knoblauch?, fragte Rachel.
Lieber ohne. Sonst fällt die Frau in der Beratungsstelle vom Hocker. Ist doch hoffentlich eine Frau, oder?
Ja. Eine Frau Dewald. Die ist in Ordnung.
Wieder ein langes Schweigen.
Rachel schnitt eine kleine Zwiebel in Würfel, ließ sie in etwas Olivenöl hellgelb anschwitzen, löschte mit ganz wenig Wasser ab und gab die Bohnen und etwas Salz dazu.
Katharina deckte den Tisch in der Fensternische. Sie steckte das Fladenbrot in den vorgeheizten Backofen, legte den Schafskäse auf einen Teller und füllte die Oliven in eine kleine Glasschale.
Rachel legte die Lammkoteletts in die gusseiserne Pfanne. Das heiße Öl zischte auf, und sofort erfüllte der Duft des gebratenen Fleisches den Raum.
Sie schwiegen noch immer.
Katharina entkorkte den Rotwein. Sie goss einen kleinen Schluck in ihr Glas und kostete.
Mensch Rachel, sagte sie, jetzt frag schon endlich. Frag mich, wer der Vater ist. Frag mich, wie das passieren konnte im Zeitalter der Pille. Frag mich, ob ich noch nie was von Verhütung gehört habe. Frag mich, ob ich mir das mit der Abtreibung gut überlegt habe. Frag mich irgendetwas! Ich kann das nicht länger aushalten. Willst du denn nicht wissen, wie es gekommen ist?
Rachel drehte die Koteletts um. Sie würzte die Bohnen mit Pfeffer aus der Mühle und einer Prise Bohnenkraut und rührte einen dicken Klecks Schmand darunter.
Ich habe keine Fragen, sagte sie leise. Vielleicht will ich es gar nicht so genau wissen. Aber du kannst es mir trotzdem erzählen. Wenn du das willst, und wenn es dir hilft.
Sie aßen schweigend.

Nimm dir ruhig das letzte Kotelett, sagte Rachel. Ich bin pappsatt.
Dein Ernst? Katharina angelte bereits danach. Sie tupfte mit einem Stück Brot den Saft von der Fleischplatte.
Es schmeckt wunderbar. Seit Wochen habe ich nicht mehr mit so viel Appetit gegessen, sagte sie und trank einen großen Schluck Rotwein. Rachel goss nach.
Wenn du wüsstest, was das für schreckliche Wochen waren. Zuerst habe ich gehofft, es wäre bloß irgendeine Störung. Kommt ja schon mal vor. Du kannst dir nicht vorstellen, wie verzweifelt ich darauf gewartet habe, dass endlich meine Periode anfängt. An jedem Morgen habe ich als Erstes meinen Slip kontrolliert. Immer nichts. Fünf- oder sechsmal am Tag bin ich zur Toilette gerannt. Ich habe mich förmlich belauert. Beim leisesten Ziehen im Bauch dachte ich: Endlich, es geht los. Aber es kam nicht. Dann habe ich versucht, mich zu beruhigen. Vielleicht überschlägt es einen Monat und setzt dann wieder ein, dachte ich. Das gibt es ja. Aber der nächste Termin kam, und nichts rührte sich. Endlich habe ich mich aufgerafft und mir einen Schwangerschaftstest besorgt. Er war positiv. Eindeutig positiv. Ich dachte, die Welt geht unter.
Katharina trank ihr Glas leer, und Rachel goss sich und ihr den Rest aus der Flasche zu gleichen Teilen ein.
Willst du wissen, was der werdende Vater dazu gesagt hat?
Na was wohl?, murmelte Rachel. Das, was sie immer sagen. Dass es im Augenblick ganz unmöglich ist, ein Kind zu bekommen. Und dass das heute auch gar kein Problem mehr ist. Dass du dir bloß den Schein besorgen und die Frist einhalten musst. Und ab dann sagen sie nicht mehr wir, sondern nur noch du.
Genau, sagte Katharina. Fast wörtlich. Man könnte meinen, du wärst dabei gewesen.

„Caritas-Beratungsstelle für Frauen in Konfliktsituationen – 4. Etage“ stand auf dem Messingschild neben den Aufzügen. Katharina nahm die Treppe. Ihre Schwester hatte ihr ein Ticket für die Straßenbahn gegeben, aber sie war die drei Stationen zu Fuß zu gegangen, beinahe gerannt. Auch jetzt nahm sie immer zwei Stufen auf einmal. Ihr Atem ging keuchend, als sie an die Tür mit der Aufschrift „Anmeldung“ klopfte.

Die Frau hinter dem schmalen Schreibtisch war nicht so jung, aber fast so dünn wie die Models aus der Modezeitschrift. Sie trug riesige Silberreifen in den Ohren und Ringe an jedem Finger ihrer schmalen Hände, sogar an den Daumen.

Sie haben den Termin um sechs?, fragte sie und lächelte.

Katharina nickte.

Nehmen Sie doch bitte noch einen Moment im Wartezimmer Platz. Zweite Tür rechts. Ich sage Ihnen Bescheid, sobald Frau Dewald frei ist.

Das Wartezimmer war leer. Es roch nach kaltem Rauch. Katharina öffnete eines der Fenster, und sofort drängte sich der Lärm der Straße in den kleinen hellen Raum. Sie legte ihre Jacke über einen der blau gepolsterten Kiefernstühle und setzte sich. An den weißen Raufaserwänden hingen zwei Blumenaquarelle, ein Kalender mit Drucken naiver Hinterglasmalerei und die Rötelzeichnung eines Kinderkopfes. Auf einem niedrigen Tisch lagen Broschüren, Zeitschriften und Bilderbücher. In einer Ecke stand eine Holztruhe mit Spielzeug.

Katharina sah auf ihre Uhr. Zehn vor sechs.

Die Zeitschriften waren alt. Die Broschüren und Faltblätter trugen Titel wie „Alleinerziehend“, „Studieren mit Kind“, „Schwangerschaftsabbruch“, „Das elterliche Sorgerecht“ und „Kindesmitnahme durch ein Elternteil“. Sie stopfte wahllos einige davon in ihre Schultertasche. Unter ihrem rechten Auge zuckte ein Nerv. Ihre Blicke wanderten durch den leeren Raum, ruhten sich für einen Moment auf den zartfarbigen impressionistischen Blumenwiesen aus, glitten rasch über das großäugige ernste Kindergesicht und retteten sich zur dörflichen Szene des Kalenderblattes. Sie stand auf, ging zum Fenster, zurück zur Tür, wieder zum Fenster. Es waren exakt vier Schritte. Nur wenn sie sich dem Muster der Bodenfliesen aus grauem Kunststoff anpasste und jeweils eine davon überschlug, waren es sechs. Solche Fliesen hatte der Hausflur der Stadtwohnung gehabt, in der sie lebten, bevor ihre Eltern das alte Bauernhaus kauften und aufs Land zogen. Zusammen mit Rachel hatte sie darauf Hüpfspiele gemacht. Eines davon hieß „Himmel und Hölle". Man musste zuerst auf einem Fuß vorwärts hüpfen, dann in der nächsten Reihe mit beiden Füßen aufkommen, wobei die mittlere Fliese nicht berührt werden durfte. Und weiter? Sie konnte sich nicht erinnern. Wie ging das noch? Sie begann beim Fenster. Auf einem Fuß voran, dann mit gegrätschten Beinen rechts und links von der nächsten Mittelfliese aufkommen – und dann ging die Tür auf.

Das kenne ich auch, sagte die Frau mit den auffallenden Silberohrringen, das haben wir als kleine Mädchen auf dem Schulhof gespielt. Ich glaube, wer über die Grenze trat, kam in die Hölle. Aber genau erinnere ich mich nicht mehr an die Regeln.

Ich auch nicht, sagte Katharina.

Endlich! Rachel öffnete die Tür und nahm ihr die Jacke ab. Ich fing schon an, mir Sorgen zu machen. Es ist fast neun. Musstest du so lange warten?

Katharina schüttelte den Kopf.

Hat sie etwa versucht, es dir auszureden?

Nein.

Du hast also den Beratungsschein gekriegt?

Ja.

Dann ist doch alles in Ordnung.
Hm.
Mensch, Katharina, lass dir nicht jedes Wort aus der Nase ziehen. Wie geht es jetzt weiter?
Sie sagt, es müssen mindestens drei Tage zwischen der Beratung und der … und dem Abbruch liegen. Aber meistens dauert es sowieso länger, bis man drankommt, vor allem, wenn man es ambulant machen lässt. Ich will auf gar keinen Fall in ein Krankenhaus. Wie soll ich das zu Hause erklären? Sie hat mir eine Adresse aufgeschrieben. Da werde ich gleich morgen früh hingehen und mir einen Termin geben lassen.
Sie kramte in ihrer Jackentasche. Muss ganz in der Nähe sein. Hegelstraße oder so ähnlich.
Herderstraße 15, sagte Rachel.
Die zweite Flasche Rotwein, die sie am Mittag gekauft hatten, stand geöffnet auf dem niedrigen Couchtisch. Sie war fast leer.
Magst du auch noch ein Glas?
Nein danke, sagte Katharina. Rachel goss sich den Rest ein und trank ihn mit einem langen Zug.

- 12 -

Na endlich! Der Typ hat schon wieder fast zehn Minuten überzogen. Der hat einfach keine Kontrolle über das ausgehende Wort.
Greta stopfte Bücher, Hefte, Stifte und Lineal in ihre Schultasche. Der Reißverschluss klemmte. Sie ließ ihn offen und zurrte stattdessen den Lederriemen so fest, dass die Tasche aussah wie ein exakt geknifftes Sofakissen. Energisch schob sie das Gummiband höher, das ihren dicken blonden Zopf zusammenhielt, und strich sich die beiden losen Strähnen, die sich immer wieder aus der Frisur lösten, hinter beide Ohren.
Jetzt aber nichts wie weg, sagte sie. In der ersten Ferienwoche bleibe ich noch hier. Unser Chor singt zu Ostern die Spatzenmesse von Mozart, und das Osterfrühstück zu Hause mit gefärbten Eiern, Schinken und selbst gebackenem Osterbrot, das finde ich immer noch klasse. Aber nach den Feiertagen könnten wir eine Radtour machen. Was hältst du von Holland? Oder von mir aus auch Belgien. Wir könnten am 20. starten.
Am 20., sagte Katharina und schluckte krampfhaft, am 20. geht es auf gar keinen Fall.
Was Besonderes?
Katharina schüttelte den Kopf. Nichts Besonderes, dachte sie. Bloß eine Abtreibung.
Also dann eben am 21.
Tut mir Leid, Greta, ich glaube nicht, dass ich dann schon ... Ich meine, ich kann nicht. Nicht in diesen Ferien. Tut mir wirklich Leid. Sie merkte selbst, wie lahm das klang und wie piepsig sich ihre Stimme anhörte.

Schweigend stiegen sie die Treppe hinunter, durchquerten die Eingangshalle und den leeren Schulhof. An der Tür des Fahrradschuppens blieb Greta stehen.
Katharina, sagte sie, wenn es etwas gibt, womit ich dir helfen kann, dann mach endlich den Mund auf. Irgendetwas stimmt nicht mit dir. Falls es um Philipp geht … ich verspreche dir hoch und heilig, nicht zu sagen: „Siehste, siehste, siehste!“
Katharina musste lachen. Vor ein paar Wochen hatten sie zusammen Georgette Dee in der Stadthalle gehört. Als letzte Zugabe brachte sie den Song der Seeräuberjenny aus der Dreigroschenoper. In der Zeile „Und wenn dann der Kopf rollt, sag ich hoppla“, sang sie „Und wenn dann der Kopf rollt, sag ich: siehste, siehste, siehste!“
Es geht nicht um Philipp. Katharina zog die Unterlippe zwischen die Zähne. Nicht mehr. Du hattest natürlich Recht, er ist bloß eine Luftnummer. Aber das ist jetzt alles nicht mehr so wichtig.
Und was ist jetzt wichtig?
Wenn ich das wüsste! Sie biss sich so heftig auf die Lippe, dass die Spuren ihrer Zähne zurückblieben. Ich kann nicht darüber reden, Greta. Vielleicht später. Tut mir Leid.
Jetzt hör auf, dich dauernd zu entschuldigen. Du musst mir nichts erklären. Greta legte ihre Tasche in den Fahrradkorb, strich noch einmal die Haare zurück und stellte einen Fuß auf das Pedal. Ruf mich einfach an, wenn du mich brauchst, sagte sie, stieß sich kräftig ab, schwang sich in den Sattel, strampelte die Ausfahrt hoch und verschwand um die Ecke.

Das Haus war leer. Katharina gewöhnte sich nur schwer daran. Sie hatte es für selbstverständlich gehalten und manchmal auch für etwas lästig, dass ihre Mutter mit dem Essen auf sie wartete, mit ihr am Küchentisch saß, fragte, wie es in der Schule war, sich ihren Ärger mit Lehrerinnen und Lehrern und die Geschichten ihrer Freundinnen anhörte, kritisch die zähflüssige Entwicklung der Liebesgeschichte mit Philipp kommentierte, selbst ein bisschen Klatsch aus der Nachbarschaft erzählte und einfach da war.

Jetzt ging Katharina manchmal durch die vielen leeren Räume, als ob sie nach ihr suchte. Auch heute öffnete sie zuerst alle Türen. Die zur Küche, die zu Rachels leerer Bude, die zum Wohnzimmer, die zum Arbeitszimmer ihres Vaters, die zum Schlafzimmer der Eltern, die zum Gästezimmer und schließlich die zu ihrem eigenen Raum im ausgebauten Speicher, niedrig, mit schrägen Wänden, über die ganze Breite des Dachs reichend, mit vier Fenstern. Zwei zum Aufgang der Sonne und zwei zum Untergang, hatte ihr Vater bei der ersten Besichtigung des Hauses gesagt, als der Speicher mit den beiden rostigen Dachluken noch eine staubige Rumpelkammer war, voll von Spinnweben und Staubflocken.

Vielleicht hätte ich es ihr erzählt, dachte Katharina, so wie früher, beim Mittagessen am Küchentisch oder später, wenn sie als willkommene Unterbrechung der Hausaufgaben ein Glas Saft, Obst oder ein Stück Kuchen nach oben brachte. Oder sie hätte es selbst gemerkt. Früher. Als sie noch die Flöhe husten hörte. Damals gab es kaum etwas, das man vor ihr verbergen konnte. Sie hatte eine Art siebten Sinn für jede Art von Geheimnis.

Als Katharina sich einmal darüber beschwerte, sagte ihre Mutter: Das liegt daran, dass ich fast nur noch aus zweiter Hand lebe. Vielleicht muss ich das ändern.

Jetzt hatte sie es geändert. Katharina wusste, dass es ungerecht war, aber sie fühlte sich im Stich gelassen.

Sie startete den CD-Player. Schon bei den ersten Takten drückte

sie auf Stopp. Wieso lag dieses Gesülze noch hier? Schmuse-Rock, ein Geschenk von Philipp. Sie hatte diese Art Musik noch nie besonders gemocht, aber jetzt fand sie sie unerträglich. Sie zerrte die Scheibe aus dem Gerät und warf sie in den Papierkorb. Wo war die Hülle? Katharina zog das große, beinahe über die ganze Breite des Schreibtisches reichende Schubfach auf. Dieser Tisch war ihr Lieblingsmöbel. Sie hatte ihn auf einem ihrer Streifzüge über die Trödelmärkte der Umgebung bei einem belgischen Händler entdeckt. Zusammen mit ihrem Vater hatte sie geduldig die alten Farben abgetragen, eine Schicht nach der anderen. Als endlich das glatte, schön gemaserte Holz sichtbar wurde, hatte sie ihn gebeizt und so lange mit Stahlwolle und Wachspaste bearbeitet, bis dieser seidige dunkle Honigton erschien, den sie so gerne mochte. Nach einem passenden Beschlag für das Schubfach suchte sie lange und vergeblich. Damit sich das Schubfach öffnen ließ, hatte sie den alten gelblichen Plastikknopf wieder angeschraubt. Provisorisch. Wie alle Provisorien hielt es jetzt schon sehr lange, und sie begann, sich daran zu gewöhnen.
Zwischen Ringbüchern, Kugelschreibern, Zirkelkasten, Kladden mit getrockneten Blumen, Tintenpatronen, indischen Fußkettchen, Heftklammern und den Resten einer vor Jahren begonnenen Steinsammlung fand sie im hintersten Winkel der Schublade die CD-Hülle und ein flaches Päckchen Briefe, sorgfältig verschnürt und versiegelt mit einem unregelmäßigen Klecks aus rotem Lack, in den sie mit einem Prägestempel zwei ineinander verschlungene Buchstaben gedrückt hatte. Ein P und ein K. Sie lächelte spöttisch. Wie romantisch, dachte sie, und wie kindisch.
Die meisten dieser Briefe waren trostlos banal und zum Gähnen langweilig. Tagesabläufe, Schultratsch, Sportberichte, Speisezettel, Fernsehprogramme. Sie hätte sie problemlos an das schwar-

ze Brett der Schule hängen können. – Nur den ersten nicht. Den hatte sie so oft gelesen, jeden Tag mit sich herumgetragen und jeden Abend unter ihr Kopfkissen gelegt, bis er völlig verknittert war und die Tinte zu verlaufen begann.
Katharina zerbrach das Siegel. Beim Versuch, die Knoten der schmalen roten Kordel zu lösen, splitterte der Nagel ihres rechten Zeigefingers ab. Sie feilte die scharfen Bruchkanten glatt und durchschnitt die Kordel mit der Nagelschere. Die Briefe waren nach dem Datum geordnet. Der letzte lag zuoberst. Sie las ihn, legte ihn zusammen, zerriss ihn sorgfältig in kleine Schnipsel und warf ihn in den Papierkorb. Dann den Nächsten. Und den Nächsten. Und wieder den Nächsten.
Bis auf den einen. Sie faltete ihn vorsichtig auseinander. Die gefalzten Kanten waren brüchig geworden, eine war tief eingerissen. Ein Foto fiel heraus. Es war mit einer Polaroidkamera aufgenommen worden und wirkte ein wenig verwaschen. Katharina und Philipp standen dicht nebeneinander. Sie waren etwa gleich groß, schlank, mit langen Beinen. Sie berührten sich nicht, nur ihre Köpfe neigten sich leicht einander zu. Beide sahen direkt in die Kamera. Die jungen Gesichter wirkten konzentriert, ein wenig starr. Die geweiteten Augen blickten ernst, die Lippen waren fest geschlossen und ohne Lächeln.

An diesem Tag hatte sie ihn geliebt.
Jedenfalls hatte sie das geglaubt. Niemand hatte ihr erklärt, wie sie eine Brücke bauen sollte zwischen ihren Träumen und der Wirklichkeit. Zwischen dem Geliebten der Gedichte – mit dem Angesicht wie Palmengarten und Augen wie schimmernde Nile, den Leib bepflanzt mit Zedern und Mandelbäumen – und der ruppigen, ungeschickten Anmache der Jungen, die sie in der Schule traf, in der Disco oder im Sportverein. Die pochende Unruhe in ihr, wenn sie den zufälligen Blick eines Fremden und das

Pfeifen eines Bauarbeiters registrierte, das rasche, zu laute und zu spitze Lachen, wenn sie mit jungen Männern sprach oder sich von ihnen beobachtet fühlte, das ziellose, ruhelose Schlendern am Abend, die forschende Bestandsaufnahme vor dem Badezimmerspiegel und der kontrollierende Blick in die reflektierenden Scheiben der Schaufenster, die Sehnsucht nach Zärtlichkeiten, nach Küssen, nach Berührungen und geflüsterten Geständnissen – was war das alles? Hormonschwankungen? Tagträume? Oder die sicheren Vorboten der Liebe, der einzigen, ganz großen romantischen Liebe, die sie plötzlich in Philipps Augen zu sehen und in seinen Küssen zu spüren meinte?

An diesem Tag hatte sie ihm geglaubt. Sie hatte die konzentrierte Wachheit seines schönen Gesichts, den forschenden Blick und den herben Mund als Beweis genommen. An diesem Tag war er ihr Geliebter mit dem Tigerblick, ihr Ritter in der goldenen Rüstung.

Am Abend dieses Tages hatte er ihr diesen Brief geschrieben. Sie musste ihn nicht mehr lesen, sie kannte noch jedes Wort. Vorsichtig legte sie die brüchigen Blätter aufeinander und schob sie zusammen mit dem Foto in das Kuvert zurück.

- 13 -

Sie konnten nicht schlafen in dieser Nacht.
Katharina war daran gewöhnt, ihr Bettzeug bis zur Nasenspitze hochzuziehen, sich wie eine Mumie darin einzuwickeln und auf den Bauch zu rollen. Aber in Rachels französischem Polsterbett gab es nur eine gemeinsame große Daunendecke. Wenn Rachel sich bewegte, wachte Katharina auf. Wenn Katharina im Halbschlaf die Decke um sich zog, weckte sie ihre Schwester. Der Funkwecker auf Rachels Nachttisch projizierte mit einem scharf gebündelten Lichtstrahl leuchtende Ziffern an die Zimmerdecke. Eine Eins, eine Drei und eine Null.
Noch sechs Stunden, dachte Katharina.
Kannst du auch nicht schlafen?, fragte Rachel und streckte ihren Arm aus. Katharina vergrub ihr Gesicht in seiner Beuge.
Ich wünschte, es wäre schon vorbei, flüsterte sie. Ich habe solche Angst vor morgen früh. Manchmal hoffe ich noch, es wäre nur ein schlechter Traum. So wie früher. Weißt du noch? Als ich Muttis goldene Abendschuhe anprobiert habe und der Absatz abgebrochen ist? Da habe ich mich sofort ins Bett gelegt, habe mir die Decke über den Kopf gezogen und mir eingeredet, am nächsten Morgen wäre der Schuh wieder heil.
Oder als du sehen wolltest, woher die Stimme deines Teddybären kam und du ihn von oben bis unten aufgeschlitzt hast. Da bist du so verdächtig schnell und freiwillig in deinem Bett verschwunden, dass ich misstrauisch wurde. Rachel lachte leise. Ich kann mich heute noch an dein verdutztes Gesicht erinnern, als der Teddy am Morgen wieder heil auf deinem Kissen lag.
Hat Mutti ihn damals geflickt?

Nein. Ich natürlich. Du weißt doch, wie miserabel sie näht.
Ein leises Klacken. Die roten Ziffern über Katharinas Kopf sprangen weiter. Eine Zwei und zwei Nullen. Noch fünf und eine halbe Stunde.
Wo ist eigentlich Johannes?
Bei seinen Eltern. Sagt er jedenfalls. Und wenn nicht, dann ist es mir auch egal.
Vielleicht ist er ärgerlich, weil ich schon wieder hier bin.
Nein, nein. Mach dir keine Sorgen. Es hat nichts mit dir zu tun. Wir streiten uns oft in letzter Zeit, und in den vergangenen zwei Wochen ist es ganz schlimm geworden. Ich weiß selbst nicht, warum. Aber als er sagte, dass er über Ostern nach Hause fährt, war ich richtig erleichtert. Er war kaum aus dem Haus, da habe ich seinen Schlafanzug, seine Handtücher, seinen Bademantel und das Bettzeug in die Waschmaschine gestopft. Ich konnte nicht einmal mehr seinen Geruch ertragen.
Katharina schwieg. Was sollte sie sagen? Sei froh, wenn du ihn loswirst? Im Dunkeln streichelte sie sanft über den Oberarm und die Schulter ihrer Schwester und vergrub dann ihre Finger in den dichten langen Strähnen ihrer Haare.
Rachel lag ganz still. Ihre Atemzüge wurden ruhig und gleichmäßig. Katharina zog vorsichtig ihre Hand zurück.
Bitte nicht aufhören, kraule mich noch ein bisschen weiter. Ich mag das so gerne.
Du bist wie eine Katze, sagte Katharina, fehlt nur, dass du zu schnurren anfängst. Weißt du eigentlich, wie spät es ist?
Noch etwas mehr als vier Stunden, murmelte Rachel.
Und wenn ich einfach nicht hingehe?
Was sagst du?
Wenn ich nicht hingehe. Wenn ich das Kind behalte. Wenn ich es austrage. Die Frau Dewald sagt, es gäbe …
Blödsinn! Rachel setzte sich mit einem Ruck auf und zerrte die

Decke zu sich herüber. Totaler Blödsinn! Mit den paar Mark und einer Babyausstattung ist es nicht getan. Die hat ja keine Ahnung. Wie soll das gehen, wenn einem niemand hilft? Wenn der Freund keinen Job hat? Wenn er das Kind nicht will und sagt, er fühle sich hereingelegt? Nicht die Spur einer Ahnung hat diese Frau. Die kann jetzt gut reden, aber nachher bist du allein. Ganz und gar allein. Du kannst es mir glauben, Katharina, es gibt keine andere Lösung.
Vielleicht doch. Vielleicht, wenn ich früher mit Mutti darüber gesprochen hätte ...
Hast du aber nicht. Und warum nicht? Weil sie es gar nicht wissen will. Sie hat genug mit sich selbst zu tun. Oder hat sie gefragt, warum du schon wieder zu mir gefahren bist? Ausgerechnet am Ostermontag, an dem sie mal zu Hause ist, an dem die Zugverbindungen miserabel sind und an dem ich Dienst hatte. Hat sie gefragt?
Nein, sagte Katharina, hat sie nicht. Wir sprechen schon seit ein paar Tagen nicht miteinander. Wir haben uns gestritten.

Sie erinnerte sich genau. Es war am vergangenen Mittwoch. Ihre Mutter kam später als sonst nach Hause. Die feinen Falten um ihren blassen Mund erschienen schärfer als sonst, aber ihre Augen strahlten. Stellt euch vor, sagte sie, ich fahre mit zu den Verhandlungen über die Drehbuchrechte nach Kopenhagen. Gleich nach Ostern. Für drei Tage! Der Schmike hat es mir erst heute Morgen gesagt. Ich muss mir unbedingt vor den Feiertagen noch etwas Neues zum Anziehen kaufen. Und zum Frisör muss ich auch. Ich weiß gar nicht mehr, wo mir der Kopf steht. Kopenhagen! Tivoli! Die kleine Meerjungfrau! Wie findet ihr das?
Beschissen!, sagte Katharina. Dein Chef, dein Büro, deine Verhandlungen, deine Klamotten und dein Frisör, dieser blöde Rum-

melplatz und die verkitschte Blechnixe – das kann mir alles gestohlen bleiben! Dein ganzer Kram interessiert mich nicht die Bohne!
Ich weiß, hatte ihr Mutter gesagt, und der Glanz war aus ihren Augen verschwunden.

An der Decke leuchtete eine Vier, eine Drei und eine Acht. Die Straßenlaternen verloschen. Morgenlicht drang zögernd durch den Vorhangspalt. Der Verkehrslärm schwoll an, eine Straßenbahn quietschte. Katharina lag immer noch wach. Rachel schien zu schlafen. Sie atmete tief. Vielleicht etwas zu gleichmäßig.
Noch knapp drei Stunden.

Mach dir keine Sorgen, ich passe schon auf, hatte Philipp gesagt, und sie hatte ihm vertraut. Offenbar war er erfahrener in diesen Dingen. Dazu war ja auch nicht viel nötig. Für sie war es das erste Mal gewesen. Für Philipp allerdings auch. Aber das sagte er ihr erst viele Male später. Und dass sie sich doch lieber die Pille besorgen sollte, sagte er auch erst später, denn so ganz sicher sei das auf die Dauer wohl doch nicht mit dem Aufpassen.
Und was ist mit Kondomen?
Bloß keine Gummis, hatte Philipp geknurrt, dieses peinliche Gefummel tötet die Romantik. Da übernehme ich lieber die Rezeptkosten.
Darum ging es aber nicht. Der Arzt würde eine detaillierte Rechnung an ihren Vater schicken. Sie war über seine private Krankenkasse mitversichert. Bei Mandelentzündung, Armbruch und Ohrenschmerzen hatte sie das nicht problematisch gefunden. Aber eine eingehende gynäkologische Untersuchung – wie sollte sie das erklären? Philipp hatte mit den Schultern gezuckt. Er wusste auch keine Lösung.

Noch zweieinhalb Stunden.

Katharina stand auf. Auf Zehenspitzen schlich sie zur Schlafzimmertür, drückte behutsam die Klinke herunter und öffnete die Tür mit einem raschen Ruck, um das unvermeidliche Quietschen der Angeln zu verkürzen. Die Fliesen des Flurs und des kleinen Badezimmers waren eiskalt unter ihren nackten Füßen. Sie setzte sich auf den mit blauem Frotteestoff bezogenen Deckel der Toilette, zog die Beine dicht an den Körper und umschlang sie mit beiden Armen. Sie fror. Am liebsten hätte sie jetzt heiß geduscht. Aber die Wohnung war hellhörig, und sie wollte Rachel nicht aufwecken. Sie legte den Kopf auf die verschränkten Arme und horchte auf die vielen unbekannten Geräusche des Hauses.
Noch etwas mehr als zwei Stunden.
Dann würde sie die rotbraun lackierte Holztreppe zur Arztpraxis im ersten Stock hochsteigen und auf den Messingknopf der Klingel drücken. Sie würde der blond gefärbten Frau hinter der Rezeption den Umschlag mit dem Geld und den Beratungsschein zuschieben.
Und dann? Sie hatte nur zwei Fragen gestellt, als sie den Termin vereinbarte: Bekomme ich eine Narkose, und wie teuer ist der Abbruch? Das schien ihr damals das Wichtigste zu sein. Die Frau hatte geantwortet, dass eine lokale Betäubung üblich sei und dass die Krankenkasse zumindest einen Teil der Kosten übernähme. Aber Katharina bestand auf Barzahlung. Nur keine Spuren hinterlassen. Die Frau war irritiert. Sie musste erst fragen, ob das möglich sei. Es war möglich, und es kostete weniger, als Katharina erwartet hatte. Den größten Teil der Summe hob sie von ihrem Sparbuch ab, den Rest gab ihr Rachel.
Lokale Betäubung – hieß das, dass sie bei vollem Bewusstsein blieb? Wie würde eigentlich der Eingriff genau vor sich gehen?

Wie lange würde er dauern? Konnte sie anschließend nach Hause fahren oder musste sie liegen? Wie lange? Würde sie Schmerzen haben? Konnte es Komplikationen geben? Katharina war wütend auf sich selbst. Warum hatte sie sich nicht genauer erkundigt! Sie musste unbedingt als Erstes den Arzt nach all diesen Dingen fragen. Aber ihre wichtigste Frage konnte er nicht beantworten. Die Frage hieß: Will ich das wirklich tun?
Noch knapp zwei Stunden.
Sie nahm Rachels weißen Bademantel vom Haken und wickelte sich darin ein. Sie fror noch immer. Irgendwo klingelte ein Wecker, Türen klappten, ein Radio begann zu spielen. Alles seltsam nah. Wahrscheinlich übertrug der Entlüftungsschacht des Badezimmers die Geräusche. Stimmen waren zu unterscheiden. Ein Mann, eine Frau. Sie konnte die Worte nicht verstehen, nur ein helles Fragen und ein dunkles Antworten. Oder waren es ein Mann und ein Kind? Oder waren es drei? Vater, Mutter und Kind? Sie horchte so angestrengt, als ob von dieser Frage etwas Wichtiges abhinge.
Die verspiegelte Badezimmertür öffnete sich.
Was machst du hier?, fragte Rachel. Du wirst dich noch erkälten. Verschwinde mal kurz, ich muss zur Toilette, und dann will ich duschen. Wenn ich fertig bin, mache ich uns ein erstklassiges englisches Frühstück.
Ich glaube, ich muss nüchtern bleiben, sagte Katharina.
Natürlich, Rachel fuhr sich mit dem Handrücken über Stirn und Augen, das hatte ich schon ganz vergessen.

Sie saßen schweigend nebeneinander auf dem Sofa. Rachel blätterte in einer alten Rundfunkzeitschrift. Katharina versuchte, ein Zahlenrätsel zu lösen, gab es aber bald auf. Sie beobachtete das Wandern der Morgensonne auf der hellen Wohnzimmerwand. Das Licht hatte gerade die ersten Stücke von Rachels

Sammlung erreicht. Es waren Masken. Aus verschiedenen Zeiten, aus verschiedenen Ländern. Die meisten hatte sie von ihren Reisen mitgebracht, manche hatte sie von Freunden oder von ihren Eltern geschenkt bekommen. Zuoberst hing eine schwarz lackierte venezianische Halbmaske, an der man einen Schleier befestigen konnte, der Gesicht, Hals und Brust des Maskierten verdeckte, darunter eine vollkommen glatte weiße Ganzmaske, die an die Gipsabdrücke toter Gesichter erinnerte, daneben eine groteske alemannische Teufelsmaske aus der Schweiz und eine Tanzmaske aus Leder und Bast, die Johannes von einer Reise nach Kamerun mitgebracht hatte. Die Nachbildung der goldenen Totenmaske Agamemnons, des sagenhaften Königs von Mykene, und die beiden kunstvollen No-Masken aus dem japanischen Theater lagen noch im Schatten, ebenso die Kopie der gold- und edelsteinglänzenden Sargmaske des jungen Tutenchamun. Rachel hatte vor vielen Jahren die prunkvollen Grabbeigaben des jungen Pharaos in einem Museum in Köln gesehen. In ihrem alten Kinderzimmer lag noch der Katalog dieser Ausstellung. Als Katharina ein kleines Mädchen war, blätterte sie oft darin. Der unbegreifliche, prachtvolle Kult um Schönheit und Tod zog sie an und stieß sie ab.
Der Sonnenstrahl wanderte weiter, und der unregelmäßig gezackte Rand der mykenischen Goldmaske begann zu leuchten.
Wir müssen los, sagte Rachel und stand auf. Ich werde dich an der Ecke Herderstraße absetzen. Von da sind es nur noch ein paar Meter bis zur Praxis.
Soll das heißen, dass du nicht mitkommst?
Ja. Tut mir Leid.
Aber wir hatten doch extra den Dienstag genommen, weil das dein freier Tag ist.
Ich muss eine Kollegin vertreten. Außerdem, was nützt es dir, wenn ich die ganze Zeit im Wartezimmer hocke? Du hast ja

meine Handy-Nummer. Sag der Schwester, sie soll mich anrufen, wenn es … wenn du … wenn ich dich abholen kann.
Sie nahm ihren Mantel von der Garderobe und den Haustürschlüssel vom Haken neben der Flurtür. Hast du daran gedacht, Binden zu kaufen? Nicht? Macht nichts. Eine kriegst du erst mal in der Praxis. Ich werde inzwischen ein Paket besorgen. Vergiss nicht, dir Schmerztabletten aufschreiben zu lassen. Etwas Ordentliches. Nicht so ein lasches Zeug.
Katharina spürte, wie ihre Mundwinkel zu zucken begannen.
Kathrinchen, liebes kleines Kathrinchen, sagte Rachel und umarmte die jüngere Schwester so heftig, als wollte sie sie zurückhalten. Hab keine Angst, Kathrinchen, flüsterte sie mit erstickter Stimme, und sei mir bitte nicht böse. Ich kann es einfach nicht. Ich kann nicht mitkommen. Jede muss es alleine durchstehen. Aber glaub mir, es geht vorbei. Und alles wird wieder gut.

- 14 -

Der Zug war überfüllt. Nur bei den Rauchern gab es noch ein paar freie Plätze. Katharina blieb im Gang stehen. Sie klemmte sich den Rucksack zwischen die Füße und wischte mit ihrem Jackenärmel über die beschlagene Fensterscheibe. Wie grün es plötzlich geworden war. Oder hatte sie das vorher nur nicht bemerkt? Die Weißdornhecken entlang des Bahndamms blühten, die Birken, Kastanien und sogar die alten Lindenbäume auf dem stillgelegten Kaiserbahnhof trugen schon zartgrünes Laub. Sie öffnete das Fenster und holte tief Luft.
Bei der nächsten Station wurde es noch voller. Eine entnervte junge Frau mit einem dunkelrot lackierten Cellokasten, den sie mit zwei Gurten wie einen Rucksack über der Schulter trug, quetschte sich durch den Gang. Sie hätten Piccoloflöte lernen sollen, sagte der alte Herr, der hinter ihr eingestiegen war. Oder Ukulele, antwortete sie und lächelte gequält.
Katharina drückte sich flach an die Wand, um die beiden vorbeizulassen. Sie wollte ihren Platz an diesem Fenster nicht aufgeben, denn die beiden nächsten ließen sich nicht öffnen.
Hallo! Was für eine schöne Überraschung! Meine ungekrönte Kaiserin mit ihrem Lieblingselefanten.
Felix, provozierend gut gelaunt, mit einem unverschämten Glitzern in den Plüschbärenaugen, baute sich dicht neben ihr auf. Was für ein wunderbarer Zufall, sagte er, normalerweise nehme ich immer den späteren Zug.
Das hätte man mir vorher sagen müssen, knurrte Katharina. Ein rotes Warndreieck auf dem Fahrplan oder eine Durchsage auf dem Bahnhof wären das Mindeste gewesen: Achtung, Achtung,

wir weisen die verehrten Reisenden darauf hin, dass in diesem Zug Belästigungen durch frei herumlaufende Stimmungsbolzen nicht ausgeschlossen werden können.
Warum denn so giftig, Katharina?
Woher kennst du denn auf einmal meinen Namen?
War ganz einfach. Erinnerst du dich an diese kratzbürstige Vera aus meiner Klasse, die damals auch mit nach Ruppichteroth gefahren ist? Das ist die verflossene Freundin meines Bruders, und die habe ich angerufen. Sie erinnerte sich sofort an dich. War ja auch eindrucksvoll, wie oft wir deinen Elefanten gebadet, mit dem Föhn von Frau Poensgen getrocknet und mit Kölnisch Wasser und Deo besprüht haben, bis er wieder erträglich roch. Denn ohne den Elefanten, hast du schluchzend erklärt, wirst du die ganze Nacht kein Auge zutun können. Das scheint sich ja bis heute nicht geändert zu haben. Oder?
Du bist wirklich ein Muster an Taktgefühl, sagte Katharina, feinfühlig, diskret und zurückhaltend, alles, was Frauen sich in ihren geheimsten Träumen wünschen.
Entschuldige bitte. Plötzlich war er ganz ernst. Es war nicht böse gemeint. Ich weiß auch nicht, wie das kommt, aber ich bin immer so aufgedreht, wenn ich versuche, ein wirklich nettes Mädchen anzubaggern. Meistens geht das dann auch voll in die Hose.
Warum versuchst du es nicht mal ganz normal?
Meinst du? Wirklich? Also gut. Hast du Lust, mit mir heute Abend ins Kino zu gehen? Oder am Samstag zur Eröffnung der Max-Ernst-Ausstellung nach Düsseldorf zu fahren? Oder in den Sommerferien zusammen mit mir und ein paar guten Freunden im schottischen Hochland zu wandern? Oder am besten gleich alles in dieser Reihenfolge?
Felix! So habe ich das doch nicht gemeint. Nicht mich sollst du anbaggern, sondern irgendein anderes Mädchen.

Aber du gehörst wirklich zu den nettesten, die ich kenne. Schon damals, als du noch diese niedlichen Zahnlücken hattest und mit Tränen in deinen dunkelblauen Kulleraugen den zausigen Elefanten an dich gedrückt hast, da hätte ich dich am liebsten geknuddelt.
Fängst du schon wieder davon an?
Entschuldige! Wie ist deine Antwort? Kino? Max Ernst? Schottland?
Nichts von allem, sagte Katharina. Es ist völlig aussichtslos.
Du hast schon einen Freund, sagte Felix niedergeschlagen. Natürlich. Ich bin ein Idiot. Das hätte ich mir doch denken können.
Sie schwiegen, sahen den vorbeihuschenden Strommasten nach und suchten nach einem unverfänglichen Thema. Aber worüber konnte man sich unterhalten nach einer solchen Abfuhr?
Könnten Sie bitte das Fenster schließen, sagte die Cellistin, es zieht. Ich glaube, ich kriege mal wieder einen Schnupfen.
Felix schob die Scheibe hoch.
Lass wenigstens einen kleinen Spalt offen, bat Katharina, mir ist ein bisschen übel.
Kommt mir bekannt vor. Zu viele Gummibärchen und Lakritzschnecken? Soll ich mich schon mal nach einem Eimer umsehen? Und pass dieses Mal bloß gut auf den Elefanten …
Felix!!!
Der Zug wurde langsamer.
Ich muss hier raus, sagte er. Mach's gut … und … hättest du was dagegen, wenn ich dich mal anrufe?
Besser nicht.
Oder du rufst mich an. Wenn du mal jemanden zum Ausquatschen brauchst. Darin bin ich nämlich gut. Ich verstehe selbst zwar nicht allzu viel davon, aber ich berate alle meine Freunde bei Problemen mit der Liebe.

Der Zug hielt an. Felix schulterte seine Tasche und arbeitete sich zur Tür vor. Tschüss, Katharina, sagte er, und bestell deinem Freund, dass er ein Glückspilz ist.
Er war ausgestiegen. Katharina lehnte die Stirn gegen das kühle Glas. Sie konnte ihn nirgends entdecken. Der triste, schwach beleuchtete Bahnhof war menschenleer. Aber plötzlich war sein Gesicht da. Dicht vor ihr. So dicht, dass sie erschrocken zurückwich.
Mach das Fenster auf, Katharina, rief er, ich gebe dir meine Nummer. Für alle Fälle.
Sie zog die Scheibe herunter.
Er griff nach ihrer Hand, zog einen Kuli aus der Jackentasche und schrieb neun Ziffern wie ein Armband rund um ihr Gelenk.
Der Schaffner pfiff, die Türen schlugen zu, der Zug ruckte an.
Felix hielt ihre Hand noch immer fest. Er begann, neben dem Zug herzulaufen. Und dann, kurz bevor er loslassen musste, malte er mit raschen Strichen in die Lücke zwischen der Vorwahl- und der Rufnummer, dort wo die blaue Linie ihrer Pulsader zuckte, ein kleines Herz, durchbohrt von einem Pfeil, und drückte für einen winzigen Moment seine Lippen darauf.
Dann lösten sich ihre Hände, und er blieb zurück auf dem leeren, schmutzigen Bahnsteig, wurde undeutlicher, kleiner und verschwand schließlich ganz.

- 15 -

Dieses Mal war sie froh, in ein leeres Haus zu kommen. Sie stieg die Treppe zu ihrem Zimmer hoch. Der große warme Raum roch stickig, nach dem österlichen Lammbraten und nach abgestandener Luft. Sie öffnete alle Fenster. Der plötzliche Durchzug bauschte die weißen Leinenvorhänge auf und blies einen Zettel von der Schreibtischplatte. Er segelte wie ein Papierflieger und landete vor ihren Füßen.
„Liebe Katharina, es ist schade, dass wir uns nicht richtig voneinander verabschiedet haben. Wenn ich zurück bin, müssen wir in Ruhe miteinander reden. Pass gut auf dich auf, mein Liebes! Gruß, Mutti."
Du weißt nicht, wie Recht du hast, dachte Katharina, wir müssen wirklich miteinander reden. Aber zum Glück kommst du erst übermorgen. Ich muss erst selbst darüber nachdenken, wie es weitergehen soll.
Sie schloss die Fenster, streifte die Schuhe von den Füßen, öffnete den Knopf und den Reißverschluss ihrer Jeans und legte sich aufs Bett. Jetzt erst spürte sie, wie ungeheuer müde sie war. Sie brauchte Schlaf. Wenigstens ein paar Stunden. Später würde sie nachdenken. Sie schloss die Augen. Aber hinter ihren geschlossenen Lidern tauchten die Bilder dieses Tages auf, spulten sich ab wie ein Film, verwirrten sich, tanzten einen verrückten Reigen von Räumen, Gesichtern und Gesten, bedrängten sie mit Wortfetzen und Geräuschen. Und über allem, wie ein konstanter Grundton: dieses leise, endlose, verzweifelt unterdrückte Schluchzen.

Etwa einen Kilometer entfernt von der Arztpraxis hatte sie eine Telefonzelle gefunden. Katharina öffnete die Tür, nahm den Hörer ab und schob ihre Telefonkarte in den schmalen Schlitz. Wie war noch Rachels neue Handy-Nummer? Sie konnte sich nicht erinnern und merkte, dass sie vergessen hatte, ihren Taschenkalender einzustecken, in dem sie sich die Zahlen notiert hatte. Er lag noch in Rachels Wohnung. Sie legte den Hörer auf. Was jetzt? Sie könnte im Hotel anrufen. Das wäre doch überhaupt das Einfachste gewesen. Warum hatte Rachel eigentlich gesagt, sie solle die Handy-Nummer benutzen? Plötzlich wusste sie es. Rachel war nicht zur Arbeit gefahren. Sie war zu Hause.

Als Katharina die Klingel neben den Namen Fenger/Bentlin drückte, rührte sich zunächst nichts, und sie dachte schon, sie habe sich geirrt. Aber dann kam Rachels Stimme aus der Sprechanlage.

Ja bitte?

Ich bin's, Katharina.

Aber wieso? Wieso schon jetzt?

Der Summer ertönte, Katharina stieß die Tür mit der gesprungenen Glasscheibe auf. Die Tageszeitung steckte noch im Briefkasten. Sie zog sie heraus und klemmte sie sich unter den Arm. Die vier Stockwerke brachten sie auch jetzt wieder völlig aus der Puste.

Rachel stand in der geöffneten Flurtür und sah ihr entgegen. Ihre Haare hingen strähnig und wirr um das graue, erloschene Gesicht, das Make-up war fleckig verwischt, der verschmierte Lippenstift malte ihr den grotesken Mund eines traurigen Harlekins. Sie hielt sich mit beiden Händen am Türrahmen fest, so als wolle sie den Eingang versperren.

Was ist los?, sagte sie undeutlich. Warum bist du schon zurück? Es dauert länger als eine halbe Stunde. Das weiß ich genau. Es dauert viel länger. Es dauert länger, als ich jemals gedacht habe.

Wollen wir das wirklich hier draußen besprechen? Katharina legte ihrer Schwester die Hände auf die Schultern und schob sie sanft in die Diele. Rachels Mantel lag zusammengeknüllt auf der Erde, daneben ihre Schultertasche. Einer ihrer Schuhe stand vor der Küchentür, der andere lag im Wohnzimmer auf dem hellen Teppich, daneben ein Flaschenverschluss aus Edelstahl, an der Spitze von einem Würfel aus goldgeädertem Lapislazuli gekrönt. Auf dem Couchtisch stand eine offene Cognacflasche. Kein Glas.

Rachel setzte sich mit gekreuzten Beinen auf den Boden. Über ihr rechtes Schienbein lief eine breite Laufmasche. Sie hob den Verschluss auf. Ein Geschenk von dir zu Weihnachten, sagte sie, erinnerst du dich? Beim Versuch, die Cognacflasche damit zu verschließen, kippte sie um und rollte zum Rand des Tisches. Katharina fing sie auf. Rachel zog ein zerknülltes Papiertaschentuch aus dem Ärmel ihres Pullovers und fuhr damit ein paar Mal über den bräunlichen Fleck auf dem hellen Teppichboden.

Lass nur, ich mach das schon. Katharina holte warmes Wasser, die kleine blaue Flasche mit dem Spülmittel und ein Abwaschtuch aus der Küche und begann, den Fleck sorgfältig auszureiben.

Du musstest heute gar nicht arbeiten, stimmt's?

Stimmt, sagte Rachel.

Wolltest du nicht mitkommen, weil du selbst schon einmal dort warst?

Stimmt auch, sagte Rachel.

Und du bist noch nicht drüber weg.

Stimmt absolut.

Ich habe es nicht machen lassen, sagte Katharina. Sie schob die Schüssel und das Tuch zur Seite und setzte sich dicht neben ihre Schwester. Frag mich nicht warum. Ich konnte es auf einmal nicht tun. Verstehst du das? Als die Stimme der Arzthelferin aus

dem Lautsprecher des Wartezimmers kam: Die Nächste bitte!, da bin ich aufgestanden und gegangen. Ich habe nicht darüber nachgedacht, wie es weitergehen soll, ich musste einfach nur weg. Frau Fenger, was ist denn los?, hat die Blonde hinter mir her gerufen. Und: Ihr Geld, Frau Fenger, ihr Geld! Aber ich konnte nicht stehen bleiben, ich bin gerannt und gerannt. Bis ich Seitenstechen kriegte. Und dann habe ich eine Telefonzelle gesucht.
Aber du hast nicht angerufen, sagte Rachel und unternahm den vergeblichen Versuch, ihre Haare zu glätten. Ich hätte mich dann ..., sie nahm das Papiertaschentuch und wischte ihren roten Clownsmund weg, ... ich hätte dich dann abgeholt.
Du kannst doch gar nicht mehr fahren. Du hast zu viel getrunken. Machst du das oft?
Nicht oft, meine liebe Schwester von der Heilsarmee, sagte Rachel, nicht oft, aber immer öfter. Sie lachte. Das Leben ist hart und kalt. Ein Cognac macht es weicher und wärmer.
Sie griff nach der Flasche, aber Katharina war schneller.
Das ist doch keine Lösung, Rachel, davon wird es nur noch schlimmer.
Und wie wird es besser, du kleiner Klugscheißer? Wie? Kannst du mir das sagen? Kannst du nicht! Du weißt ja selbst nicht mal, wie es weitergehen soll. Wegrennen ist nämlich keine Lösung, mein liebstes Kathrinchen. Jetzt geht es erst los. Was denkst du denn, wer dir jetzt hilft? Philipp? Frau Dewald? Oder ich vielleicht? Das kannst du dir voll abschminken, Schwesterchen! Ich habe dir gesagt, dass es keine andere Lösung gibt. Jedenfalls habe ich damals keine gefunden. Aber vielleicht hast du ja mal wieder Glück. Immerhin bist du Mamis süßer kleiner Liebling und Vatis Prinzessin. Nur auf mich kannst du nicht zählen. Hörst du? Auf mich nicht! Warum soll es dir besser gehen als mir? Warum schon wieder? Kannst du mir das sagen?

Sie schlug die Hände vors Gesicht. Ihre Schultern und ihr Rücken zuckten. Und dann begann sie zu weinen. Ein schrecklich trockenes, halb unterdrücktes Schluchzen. Leise. Tonlos. Ohne Ende.
Rachel, sagte Katharina hilflos, Rachel …
Aber als sie tröstend ihren Arm um sie legen wollte, stieß Rachel sie zurück. Lass das!, schrie sie. Ich kann dich jetzt nicht ertragen. Kapierst du das nicht? Verschwinde! Hau doch endlich ab! Ich will allein sein. Ich muss jetzt allein sein.

Katharina packte. Ihre Hände flatterten. Sie riss ihre Unterwäsche, Shirts, Hosen und Pullis aus dem Schrank, zerrte den Schlafanzug und den Plüschelefanten unter dem Kopfkissen hervor, warf Zahnbürste, Deo, Kamm und Waschcreme in den Kulturbeutel und stopfte alles in den Rucksack. Sie steckte ihren Taschenkalender in die Vortasche, schloss die Schnallen und zurrte die Kordel fest. Und während der ganzen Zeit schien Rachels leises Schluchzen durch die Wände zu dringen, schien anzuschwellen und dröhnend alle Räume zu füllen. Katharina presste beide Hände fest auf die Ohren, aber das Geräusch verschwand nicht. Es hallte in ihrem Kopf wie das Läuten einer Glocke.
Als sie die Tür zum Wohnzimmer öffnete, saß ihre Schwester noch immer auf dem Boden, das Gesicht in den Händen vergraben, mit zuckenden Schultern, so, wie sie sie verlassen hatte.
Rachel, sagte Katharina, ich kann dich doch jetzt nicht allein lassen. Lass mich hier bleiben. Lass uns darüber reden.
Geh weg, flüsterte Rachel, geh bitte endlich weg!

Katharina schreckte hoch. Offenbar war sie eingeschlafen. Das Telefon in der Diele läutete. Sie beschloss, es klingeln zu lassen. Zum einen, weil sie mit niemandem reden wollte, zum anderen, weil der Anrufer garantiert gerade dann auflegen würde, wenn sie sich aufgerappelt hatte, die Treppen hinuntergelaufen war und den Hörer aufgenommen hatte. Sie kannte das. Aber der Mensch am anderen Ende der Leitung war hartnäckig. Katharina zählte mit. Beim siebten Klingeln stand sie auf, beim zehnten hob sie den Hörer ab. Freizeichen. Die Verbindung war unterbrochen.

Verdammt, murmelte Katharina. Das war doch immer das Gleiche. Zuerst wollte man nicht abnehmen und dann grübelte man stundenlang darüber nach, wer es gewesen sein könnte.

Auf einmal hatte sie Hunger. Kein Wunder, sie hatte den ganzen Tag noch nichts gegessen. Morgens nicht, weil sie nüchtern in der Arztpraxis erscheinen musste. Und dann, nach der schrecklichen Auseinandersetzung mit Rachel, war sie schnurstracks zum Bahnhof gefahren, hatte in einem Stehcafé eine Tasse Kakao getrunken und den ersten Zug nach Hause genommen.

Der Kühlschrank in der Küche war gut gefüllt. Offenbar erwartete ihre Mutter eine Hungersnot für die Zeit, die sie in Kopenhagen verbrachte. Ein Plastikbehälter mit Frikadellen und einer mit Hähnchenschenkeln, eine große Deckelschüssel voll Nudelsalat, ein Glasbehälter mit Milchreis und einer mit roter Grütze, Camembert, Schnittkäse, Tomaten, Gewürzgurken, Schinken, hart gekochte Eier.

Katharina häufte eine große Portion Salat, zwei Frikadellen, einen Hähnchenschenkel, ein Ei und eine Ecke Camembert auf ihren Teller. Sie klemmte sich eine Flasche Mineralwasser unter den Arm und war schon auf dem zweiten Treppenabsatz angekommen, als das Telefon wieder zu läuten begann. Dieses Mal war sie schneller.

Ach, Vati, du bist es!

Nein, nein, ich habe auf keinen anderen gewartet. Warum rufst du an?

Ach so. Ja, ich bin früher zurückgefahren, als ich eigentlich geplant hatte.
Kein richtiger Streit. Oder hat Rachel das gesagt?
Na siehst du. Wann kommst du nach Hause?
Das hätte ich mir denken können. Was glaubst du, wie lange es dauern wird?
So lange? Garantiert schlafe ich dann schon. Ich bin todmüde und werde gleich ins Bett gehen. Wir können morgen zusammen frühstücken, wenn du Lust hast.
Ja, ist gut. Danke. Bis morgen dann. Gute Nacht, Paps.

Als sie sich wohlig und müde unter dem warmen Regen der Dusche dehnte und den Arm nach dem Shampoo ausstreckte, geriet es wieder in ihren Blick, das Armband aus Telefonzahlen rund um ihr Handgelenk mit dem kleinen durchbohrten Herzen auf der Pulsader. Die Zahlen waren schon etwas verblasst, aber noch deutlich zu lesen.
Keine Chance, Felix, dachte sie, du kommst zur falschen Zeit. Falscher könnte sie gar nicht sein.
Sie schäumte sich die Haare ein und spülte sie sorgfältig und lange aus. Dann wickelte sie sich in ein großes Badetuch und frottierte und föhnte die dichten braunen Locken, bis sie weich und glänzend über ihre Schultern fielen. Sie flocht sie für die Nacht zu einem dicken Zopf, umwickelte das Ende mit einem weißen Seidenband, zog das Nachthemd über den Kopf und schlüpfte zwischen die kühlen Laken ihres Bettes. Als sie die Hand ausstreckte, um die Nachttischlampe zu löschen, sah sie, dass die Zahlen noch blasser geworden waren. Wahrscheinlich würde man sie am nächsten Morgen nicht mehr lesen können.
Katharina drückte auf den Lichtschalter.
Du hättest früher kommen müssen, Felix, dachte sie und starrte in das plötzliche Dunkel. Oder vielleicht später.

Sie legte die Hände auf ihren Bauch.
Und dann drückte sie noch einmal auf den Lichtschalter. Sie stand auf, nahm einen Stift aus dem Holzköcher, den sie über und über mit blau-goldenen Ranken bemalt hatte, und trug die Nummer unter F ins Telefonverzeichnis ihres Taschenkalenders ein.

- 16 -

Er war zurück. Rachel merkte es, sobald sie die Tür aufschloss. Der Duft seines Rasierwassers hing in der Diele wie Weihrauchschwaden in der Kirche. Er nahm zu viel davon. Er übertrieb, wie immer.
Sie ließ die Tür zum Hausflur weit offen stehen und blätterte die Post durch, die auf dem ovalen Rattantisch neben der Garderobe lag. Reklame. Die Telefonrechnung. Eine Einladung zu einer Werbefahrt. Ein Brief aus Frankfurt, die Antwort auf ihre Bewerbung. Ihr Herz klopfte wie verrückt, als sie den Umschlag aufriss. Sie überflog die ersten Sätze. „... müssen wir Ihnen leider mitteilen, dass wir uns für einen Bewerber mit besserer Qualifikation entschieden haben. Wir bedauern dies besonders deshalb, weil ..."
Rachel las nicht mehr weiter. Sie zerriss den Brief, warf die Fetzen in die Toilettenschüssel und spülte sie hinunter. Sie hatte ja gewusst, dass sie keine Chance hatte. Aber gehofft hatte sie trotzdem. Eine neue Stadt, ein neuer Job. Vielleicht wäre das die Rettung gewesen. Für sie beide. Vielleicht aber auch nicht.
Rachel? Wo bleibst du denn? Die Stimme von Johannes kam aus dem Schlafzimmer, nörgelnd und ungeduldig wie bei einem verzogenen Kind.
Augenblick! Ich komme gleich.
Hast du wenigstens was zu essen mitgebracht? Ich bin halb verhungert.
Rachel riss die Schlafzimmertür auf. Johannes lag angezogen auf dem Bett. In die Rasierwasserwolke mischte sich der Gestank nach kaltem Rauch. Rachel hasste es, wenn er im Schlafzimmer

rauchte. Auf einer Untertasse lagen vier filterlose Zigarettenstummel, daneben ein aufgeschlagenes Taschenbuch, „Der Saumord", ein Eifelkrimi.
In dieser Wohnung kommen die Mäuse mit verheulten Augen aus der Speisekammer, maulte er. Wo bleibst du eigentlich so lange?
Überstunden. Wir machen im Moment alle Überstunden. Zwei Leute haben die Grippe, und gestern hat die Hausrat- und Eisenwarenmesse eröffnet.
Eisenwarenmesse, Modemesse, Apothekertag, Nahrungsmittelmesse, Ärztekongress, Karneval, leierte er. Nie kommst du mal pünktlich nach Hause. Dauernd machst du Überstunden oder Vertretungen. Irgendwas ist doch immer los in diesem Saftladen.
Gott sei Dank ist immer etwas los. Denn davon lebt der Saftladen. Und davon leben wir.
Johannes setzte sich auf. Es war ein Ton in ihrer Stimme, der ihn wach machte. Er lächelte ihr zu. Sein altes Lausbubenlächeln, ein bisschen durchtrieben, ein bisschen schuldbewusst. Wie sehr hatte sie das geliebt. Aber dieses Mal verfehlte es seine Wirkung. Es war längst ausgereizt, abgenutzt durch zu häufigen Missbrauch. Sie betrachtete ihn und fühlte nichts mehr.
Rachel, sagte er, lass uns nicht gleich wieder streiten. Du bist fertig, das ist ja klar. Weißt du was? Du nimmst jetzt erst einmal in aller Ruhe ein schönes warmes Bad. In der Zwischenzeit rufe ich den Pizzadienst an und bestelle uns ein erstklassiges Abendessen. Wein haben wir noch im Kühlschrank. Und zum Abschluss zelebriere ich meinen unvergleichlichen türkischen Mokka. Was hältst du davon?
Er war aufgestanden und stand hinter ihr. Entspanne dich, Rachel, sagte er und massierte ihren Nacken und ihre Schultern. Du hattest einen harten Tag. Überlass ruhig einmal alles mir.

Ausgenommen das Bezahlen, dachte Rachel.

Er hatte sich wirklich Mühe gegeben. Alles war so wie früher. Das Deckenlicht war ausgeschaltet, brennende Kerzen auf allen Leuchtern und ein Kreis flackernder Teelichter auf einem runden Metalltablett. Er hatte den Tisch mit dem handbemalten Steingutgeschirr gedeckt, das sie von einer gemeinsamen Reise nach England mitgebracht hatten. Im Radiorecorder lief eine ihrer Lieblingskassetten. Freddy Mercury und Queen. Aber das alles half nicht. Nichts war mehr wie früher. Und sie wussten es beide. Sie aßen und tranken, sahen in die Kerzenflammen und schwiegen.

Später, als sie stumm und ohne sich zu berühren nebeneinander im Bett lagen, sagte Rachel: Meine Schwester ist schwanger.
Und? Was will sie tun?
Sie wollte eine Abtreibung. Ich habe ihr sogar dazu geraten. Am vorigen Dienstag hatte sie einen Termin in der Herderstraße. Deshalb war sie hier. Und dann hat sie sich plötzlich anders entschieden. Sie will jetzt das Kind austragen. Trotz allem. Obwohl der Junge, mit dem sie zusammen ist, dieser Philipp, sie natürlich auch zum Abbruch gedrängt hat.
Verstehe, sagte Johannes, das ist es also. Das macht dich so fertig. Verdammt noch mal, Rachel, fängt jetzt die ganze Scheiße wieder von vorne an?
Er rückte näher und legte eine Hand auf ihre Brust. Rachel, flüsterte er, bitte vergiss es doch endlich. Tausende Frauen können das ohne Probleme. Warum kannst du es nicht?
Sie schob seine Hand zur Seite. Ich glaube nicht, dass die Frauen es vergessen, auf keinen Fall alle. Sie sprechen nur nicht darüber. Sie haben doch bekommen, was sie wollten, wofür Generationen von ihnen gekämpft haben. Das Recht auf eine eigene Ent-

scheidung. Keine Stricknadeln, keine heimlichen Abbrüche in Hinterzimmern, kein Verbluten, keine Infektionen. Sondern offiziell genehmigte, klinisch saubere Eingriffe mit Narkose in einer Klinik oder Arztpraxis. Und dann sollen sie sagen: Es war ein Fehler. Ich kann es nicht vergessen. Ich will mein Kind wiederhaben. Wer will das hören? Du willst es ja auch nicht.

Rachel, hör doch endlich auf damit. Wir sind noch jung. Wir können noch viele Kinder haben. Später.

Es gibt kein Später für uns, Johannes, und das weißt du auch. Es ist vorbei. Schon lange. Ich will, dass du ausziehst. Gleich morgen. Ich kann dich nicht mehr ertragen. Ich kann dich nicht einmal mehr riechen.

- 17 -

Jetzt? War das der richtige Moment? Wahrscheinlich nicht. Aber wann würde es dafür einen richtigen Moment geben? War es der richtige Ort? Warum nicht? Es war ein öffentlicher Ort. Das hieß, dass alle Beteiligten gezwungen waren, ihre Reaktionen zu kontrollieren und ihre Lautstärke zu dämpfen. Also jetzt!

Katharina sah sich prüfend um. Als sie gegen neun gekommen waren, gab es nicht einen einzigen freien Tisch. Ein Kellner installierte sie geschickt auf drei Barhockern an der Theke, servierte ihnen einen Campari auf Kosten des Hauses und versprach ihnen einen ganz, ganz prima Fenstertisch mit Blick auf die Burg. Ganz bald, sagte er. Ganz bald dauerte etwa eine dreiviertel Stunde, dafür war der Tisch aber wirklich ganz, ganz prima.

Inzwischen hatte sich das Lokal schon etwas geleert. Die lautstarke Großfamilie an den beiden zusammengeschobenen Tischen hinter ihnen war endlich aufgebrochen. Auf der fleckigen Damastdecke standen noch leere Flaschen, Gläser mit Rotweinresten, Espressotassen mit Lippenstiftspuren und ein Aschenbecher, aus dem eine kleine weiße Rauchfahne aufstieg. Brotreste und zwei zerknüllte Servietten lagen auf dem Marmorboden.

Die beiden eleganten, kerzengerade auf ihren Korbstühlen thronenden alten Damen am Tisch schräg gegenüber hatten sich mit bemerkenswertem Stehvermögen durch die ganze Speise- und die halbe Weinkarte gearbeitet. Jetzt vertieften sie sich mit sichtbarem Vergnügen, begleitet von halblauten fachmännischen Kommentaren, in die Dessertkarte.

Das junge Paar am Nebentisch hatte gerade die Rechnung bestellt. Ob sie noch warten sollte, bis sie bezahlt hatten? Das Mädchen stand auf, zog den knappen schwarzen Stretchrock ein wenig herunter, sah sich suchend um und verschwand in Richtung der Toiletten.
Jetzt!, dachte Katharina. Jetzt sage ich es, und dann ist dieser Abend endgültig gelaufen.
Sie musterte ihre Eltern. Sie sahen gut aus. So jung, heiter und gelöst wie schon lange nicht mehr.
Tut mir Leid für euch, dachte Katharina, aber einmal müsst ihr es ja erfahren.
Der Lokalbesuch war die Idee ihrer Mutter gewesen. Zusammen mit Katharina hatte Herr Fenger seine Frau vom Flughafen abgeholt. Als der Flieger von Kopenhagen schon fast eine halbe Stunde als gelandet auf der Anzeigetafel erschienen war und Frau Fenger endlich mit ihrem Gepäck durch die automatische Schleuse trat, schlank und perfekt frisiert, in einem knappen Leinenkleid mit passendem Blazer, ein wenig erhitzt und mit geröteten Wangen, pfiff ihr Vater leise und anerkennend durch die Zähne. Ihre Mutter lächelte zu ihnen hinüber und wurde noch ein wenig röter. Klasse siehst du aus, sagte Herr Fenger. Er umarmte seine Frau und küsste sie herzhaft mitten auf den Mund. Wie schön, dass du wieder da bist.
Und dann waren sie zusammen in dieses Lokal gegangen. Wir wollen noch ein bisschen den Alltag aufhalten, hatte ihre Mutter gemeint.

Ich muss euch etwas sagen. Katharinas Lippen fühlten sich steif an. Sie verstand kaum ihre eigenen Worte.
Ihr Vater lächelte ihr über den Rand seines Rotweinglases aufmunternd zu.
Ja? Die Augen ihrer Mutter wurden wachsam.

Katharina holte tief Luft. Ich bin schwanger, sagte sie. Ende des dritten Monats.
Ihr Vater setzte das Glas ab. Ganz vorsichtig. Er faltete seine Serviette zusammen, exakt in den eingebügelten Faltenbrüchen, und legte sie neben seinen Teller. Dann begann er, an seinen Schnurrbartenden zu knabbern. Sie waren schon wieder zu lang. Der Blick ihrer Mutter schien durch Katharina hindurchzugehen. Als ob sie irgendetwas sähe an der weißen Wand hinter ihrem Kopf. Etwas, das ihr überhaupt nicht gefiel.
Nein!, sagte sie, und ihre Stimme war so laut, dass die beiden Damen irritiert und erschrocken aus „Eis mit flambierten Waldfrüchten“ und „Apfelstrudel nach Art des Hauses“ auftauchten. Nein! Nicht noch einmal. Dieses Mal nicht. Ich habe vielleicht noch fünfzehn gute Jahre vor mir. Fünfzehn Jahre, in denen ich hoffentlich nicht krank und noch nicht zu alt bin, um endlich ein paar von den Dingen zu tun, die mir Freude machen. Lesen, reisen, Ausstellungen besuchen, etwas von der Welt sehen, bevor alles zu Ende ist. Diese Jahre werde ich nicht hergeben. Nicht für ein Kind. Auch nicht für dein Kind, Katharina.
Carola, sagte Herr Fenger, das ist doch gar nicht die Frage.
Doch. Genau das ist die Frage, die hinter allem steht. Wer wird das Kind versorgen, bis Katharina die Schule und eine Ausbildung beendet hat? Wenn du das tun willst, mein lieber Rolf, dann ist alles in Ordnung. Und hör endlich auf, an diesem blöden Schnurrbart herumzukauen!
Aber das ist doch Unsinn! Herr Fenger wurde jetzt auch lauter. Die erste Frage heißt doch, ob Katharina das Kind überhaupt behalten will.
Du hast mal wieder nicht richtig zugehört!, schrie Frau Fenger. Du hörst ja nie richtig zu, wenn es nicht mit deiner verdammten Zeitung zu tun hat. Ende des dritten Monats, hat sie gesagt. Das heißt, es ist zu spät für eine Abtreibung.

Die beiden alten Damen lauschten hingerissen, begeistert, mit großen Augen und angehaltenem Atem. Die eine hatte die Dessertkarte sinken lassen, die andere hielt sie nur noch aus Tarnungsgründen in der Hand. Der junge Mann am Nebentisch flüsterte seiner von der Toilette zurückgekehrten Freundin etwas zu. Sie drehte sich um und musterte Katharina ungeniert.
Könntet ihr bitte etwas leiser sprechen, zischte Katharina. Oder sollen wir gleich das ganze Lokal an der Diskussion beteiligen?
Waren die Herrschaften zufrieden? Der Kellner räumte die leeren Teller ab. Haben sie noch einen Wunsch? Dessert, Käse oder Kaffee?
Drei Grappa und die Rechnung bitte, sagte Herr Fenger.
Zwei Grappa und ein Mineralwasser, sagte Katharina.

- 18 -

Nichts war so, wie es sein sollte.
Es begann in der Nacht von Samstag auf Sonntag am letzten Wochenende im September. Katharina war allein zu Hause. Ulla, die beste Freundin ihrer Mutter aus gemeinsamen Schultagen, feierte ihren 50. Geburtstag. Sie hatte als Dolmetscherin bei irgendeiner EG-Behörde gearbeitet, dort einen netten Franzosen kennen gelernt und ihn geheiratet. Seitdem lebte sie in Straßburg. Die Freundinnen schrieben sich regelmäßig, telefonierten oft, sahen sich selten. Zur Feier ihres ersten halben Jahrhunderts hatte Ulla auf weißem Karton mit Leinenprägung ausdrücklich die komplette Familie Fenger eingeladen. Rachel winkte sofort ab. Keinen Bock auf Familienfeste, sagte sie.
Katharina war im achten Monat. Sie fühlte sich wie eine Tonne auf zwei Beinen und hatte nichts Diskutables mehr anzuziehen, keine Hose oder Bluse, keinen Rock, kein Kleid. Sie verspürte nicht die geringste Lust, sich in einem XXL-Shirt einem größeren Publikum zu präsentieren und schon gar nicht, sich nur für diesen Anlass irgendein hauszeltartiges Gewand zu kaufen. Ihren Eltern redete sie zu wie zwei kranken Pferden, bis sie endlich die Einladung annahmen. Katharina fühlte sich gut. Rund, aber gesund. Alle Kontrolluntersuchungen waren ohne klinischen Befund. Warum sollten sie also zu Hause bleiben? Das Kind war erst in einem knappen Monat zu erwarten. Im Mutterpass stand der 27. Oktober als voraussichtlicher Geburtstermin. Natürlich wusste sie, dass Babys sich nicht an Termine halten. Trotzdem war sie fest davon überzeugt, dass die Geburt exakt an diesem Tag stattfinden würde. Sie hatte in ihrem Kalender nach-

geschlagen. Unter dem 27. Oktober standen die Namen Wolfhardt und Sabine. Wolfhardt war natürlich abartig, aber Sabine gefiel ihr ganz gut. Wenn es ein Mädchen war, würde sie es Sabine nennen, oder besser noch Sabina. Hoffentlich war es ein Mädchen. Nicht nur wegen des Namens. Die Ärztin hatte bei einer der ersten Ultraschalluntersuchungen gefragt, ob sie das Geschlecht des Kindes wissen wolle.
Ich möchte mich überraschen lassen, hatte Katharina geantwortet.

Schon am Freitagnachmittag, als ihre Eltern abfuhren, besorgt, mit leicht gedämpfter Vorfreude, und Katharina ihnen nachwinkte, bis der dunkelgrüne Kombi um die Ecke verschwand, hatte sie dieses Ziehen im Rücken gespürt. Das war nichts Besonderes. Rückenschmerzen hatte sie jetzt oft. Sabinchen, du wirst zu schwer, dachte sie und stützte ihr Kreuz mit beiden Händen in Höhe der Taille ab.
Im Laufe des Abends verschwanden die Schmerzen. Katharina schlief bis lange in den Samstagmorgen hinein. Am frühen Nachmittag, als sie in der Küche stand und den Teig für einen Pflaumenpfannkuchen anrührte, kamen die Schmerzen zurück. Heftiger jetzt. Krampfartig. Allmählich wanderten sie vom Rücken in den Unterbauch und ähnelten den Beschwerden, die sie von ihren monatlichen Blutungen her kannte. Auch als sie schon deutlich die Anspannung der Bauchdecke und die verhärteten Muskeln unter ihren Händen spürte, weigerte sie sich noch zu begreifen, dass es sich um Wehen handelte. Sie ging früh zu Bett, rollte sich fest in ihre Decken und hoffte wie in ihren Kindheitstagen, dass nach dem Aufwachen alles vorbei sei.
Aber die Krämpfe wurden stärker, und sie folgten immer rascher aufeinander. Sie setzte sich auf, schaltete die Nachttischlampe

ein, nahm ihre Uhr vom Nachttisch und kontrollierte das Kommen und Gehen des Schmerzes. Als der Abstand auf sieben Minuten geschrumpft war, kapitulierte sie. Sie zog sich an, nahm Nachthemden, Wäsche und ein paar Handtücher aus dem Schrank und packte alles in einen kleinen Koffer. Als sie sich nach der Körperlotion im obersten Fach des Badezimmerregals reckte, spürte sie, wie ihr etwas Warmes, Nasses die Beine hinunterlief.

Die Fruchtblase ist geplatzt, flüsterte Katharina. So eine Scheiße! Das hat mir gerade noch gefehlt.

Sie presste die Zähne so fest aufeinander, dass sie ihren Kiefer knacken hörte. Am liebsten hätte sie sich hingesetzt und geheult. Aber dafür war keine Zeit. Sie wusch sich, zog einen frischen Slip an und polsterte ihn mit einem zusammengefalteten Handtuch aus. Dann schloss sie den Koffer, stieg vorsichtig die Treppe hinunter und telefonierte nach einem Taxi. Schnell, bitte, sagte sie, ich bekomme ein Kind. Alles klar, Frau, antwortete die Stimme am anderen Ende der Leitung, nur keine Panik, wir kommen so schnell wie die Feuerwehr.

Als das Auto vorfuhr und der Fahrer ihr die Tür auf der Beifahrerseite öffnete, sah sie, dass er eine Decke über den Polstersitz gelegt hatte. Für alle Fälle, sagte er und grinste, wäre ja nicht das erste Baby, das in einem Taxi zur Welt kommt.

Eine kräftige junge Frau mit rundem Gesicht und auffallend schönen, schmalen Händen nahm sie in Empfang. Ich heiße Monika, ich bin die Hebamme.

Sie blätterte in ihren Unterlagen: Katharina Fenger. Erstgebärende. Siebzehn Jahre alt. Ende des achten Schwangerschaftsmonats.

Wenn es dir recht ist, können wir uns duzen, sagte sie.

Katharina nickte.

Die Hebamme schloss die Akte. Alle Vorsorgeuntersuchungen sind in Ordnung. Keinerlei Auffälligkeiten. Also die normalste Sache der Welt.
Aber es ist fast vier Wochen zu früh.
Keine Sorge, das macht nichts. Vielleicht hast du dich ja auch verrechnet. Das kommt öfter vor, als man denkt. Wir beide werden das Kind schon schaukeln, Katharina. Wie lang sind die Wehenabstände?
Als ich von zu Hause wegfuhr, waren es sieben Minuten. Das Fruchtwasser ist auch schon weg.
Bist du allein gekommen? Soll ich jemanden benachrichtigen?
Nein, nicht nötig.
Alle Achtung, du hast Courage, sagte die junge Frau.
Nein, Pech, antwortete Katharina.
Leg mal die Beine hoch. Monika untersuchte sie rasch und behutsam. Sehr schön, sagte sie, das kann gar nicht mehr lange dauern. Den Wehentropf können wir uns sparen, du kriegst das alleine hin. Hast du Schwangerschaftsgymnastik gemacht, Entspannungsübungen und Atemtechnik?
Ja, schon. Katharina verkrampfte sich in Erwartung der nächsten Wehe.
Na dann mal los, Mädchen. Das ist der Moment, für den du das alles geübt hast.
Unter ihrer Anleitung fand Katharina rasch den richtigen Atemrhythmus: Einatmen und Ausatmen, Einatmen und Ausatmen. Langsam bis tief in den Bauch hinein einatmen, ganz entspannt und ruhig ausatmen.
Sehr gut, sagte Monika, mach das jetzt weiter so. Ich gehe mal kurz nach nebenan. Die Frau liegt schon viel zu lange. Das gefällt mir überhaupt nicht. Ich muss mit dem Arzt sprechen. Wenn du mich brauchst, drückst du einfach auf den Klingelknopf neben dir.

Sie blieb lange weg. Jedenfalls schien es Katharina so. Die Schmerzen wurden stärker, kamen immer rascher, dann fast pausenlos. Sie fühlte, wie sie allmählich die Beherrschung verlor. Sie war so allein, und sie hatte schreckliche Angst. Ihr Atem ging jetzt flach und stoßweise, sie keuchte, und ihre Muskeln verkrampften sich schmerzhaft bei jeder neuen Wehe. Was mit ihr geschah, war nicht mehr aufzuhalten. Es riss sie einfach mit. Sie konnte es nicht kontrollieren, nicht sagen: Genug! Ich kann nicht mehr!

Panik stieg in ihr hoch. Todesangst. Plötzlich war sie ganz sicher: Dieses Kind würde sie umbringen. Weil sie es nicht wollte, es nie wirklich gewollt hatte. Sie würde sterben. Ganz allein. Verbluten in diesem weißen Bett, in diesem leeren weißen Raum. Monika!, schrie sie und drückte auf den Klingelknopf. Immer und immer wieder. Monika! Wo bleibst du?

Bin ja schon da, sagte die Hebamme. Der Arzt kommt auch gleich. Keine Sorge, alles ist in Ordnung. Jetzt dauert es nicht mehr lange. Ich kann schon das Köpfchen sehen. Ganz dichte dunkle Haare hat das Kleine. Los, Mädchen, das ist der Endspurt. Wenn die nächste kräftige Wehe kommt, dann kannst du pressen. Richtig fest nach unten. Dann geht es schneller.

Katharina war blass geworden. Kalter Schweiß lief ihr in Strömen über den Körper. Ihre Beine zitterten vor Anstrengung. Es tut so weh, stöhnte sie, ich glaube, ich kann es nicht mehr aushalten.

Doch, kannst du, Mädchen. Das halten alle Frauen aus. Schrei doch einfach! Schrei, so laut du kannst. Das habe ich auch gemacht, als meine eigenen Kinder geboren wurden. Du wirst sehen, das hilft.

Katharina schüttelte stumm den Kopf. Sie wollte nicht schreien, wollte sich nicht besiegen lassen. Die nächste Wehe fiel über sie her. Sie bäumte sich auf, grub ihre Nägel tief in die Hand-

flächen. Und dann schrie sie doch: Mama!, schrie sie. Mama! Hilf mir!
Dann war es vorbei.
Herzlichen Glückwunsch, sagte die Hebamme, wir haben es geschafft. Es ist ein Junge. Alles dran, was drangehört. Wie soll er denn heißen?
Ich weiß es nicht, sagte Katharina. Ich weiß es wirklich nicht. Mir ist so schrecklich kalt.

Nichts war so, wie es sein sollte.
Hier hast du ihn. Ein Prachtkerl, sagte die Hebamme, klapste dem Kleinen zärtlich auf den Po und legte ihn nackt und warm in Katharinas Arme. Augenblicklich begann der kleine Mund zu suchen.
Das haut mich immer wieder um. So winzig sie sind, wissen sie doch vom ersten Moment an, wo es etwas zu essen für sie gibt. Leg ihn ruhig an die Brust. Auch, wenn du noch keine Milch hast. Das Saugen ist gut für euch beide.
Ich will ihn aber nicht stillen, sagte Katharina. Er soll die Flasche kriegen. Wir haben eine Tagesmutter gefunden, die ihn betreut. Ich muss so schnell wie möglich wieder zur Schule, damit ich das Jahr nicht verliere.
Das Kind begann zu schreien. Ein dünnes hohes Wimmern.
Wie schade!, sagte die Hebamme und zog behutsam die Decke höher. Ich lasse euch beide einen Moment allein. Später wird der Kinderarzt das Kerlchen untersuchen, wir werden ihn baden, messen, wiegen und wickeln. Die ganze Prozedur. Aber vorher solltet ihr beide euch noch etwas beschnuppern.
Als sie den Raum verließ, hätte Katharina sie am liebsten zurückgerufen. Sie fürchtete sich vor dem weinenden Kind. Was sollte sie jetzt tun? Wie sollte sie es beruhigen? Vorsichtig stützte sie sich auf den Ellenbogen. Zum ersten Mal betrachtete sie

ihren Sohn. Dichte, noch blutverklebte Haare klebten auf dem winzigen Kopf, das wütend verzogene Gesicht mit der erstaunlich großen Nase war rot verquollen, der zahnlose, verzerrte Mund suchte unermüdlich nach ihrer Brust. Der kleine Körper zuckte im Rhythmus von Schreien und Luftholen. Arme und Beine waren grotesk krumm, dünn und bläulich verfärbt. Nichts erinnerte an die rosigen, zufrieden glucksenden Babys der Windel- und Kindernahrungsreklame.
Du bist hässlich, murmelte Katharina und erschrak beim Klang ihrer eigenen Stimme.

Nichts war so, wie es sein sollte.
Das Kind schrie bei Tag und bei Nacht. Ein endloses, schrilles Kreischen. Ohne Pause. Ohne Pause. Die gläserne Mulde des Kinderbetts stand auf hohen Rollenbeinen neben Katharinas Bett.
Sie haben Glück, hatte der Kinderarzt gesagt, im Augenblick ist die Station nur schwach belegt. Da kriegen Sie ein Zimmer für sich allein und können den Kleinen bei sich behalten. Nehmen Sie ihn ruhig zu sich ins Bett. Die meisten Kinder beruhigen sich, wenn sie die warme Haut ihrer Mutter spüren und ihre Stimme hören.
Dieses Kind beruhigte sich nicht. Katharina schob den Ausschnitt ihres Nachthemds hinunter und lehnte das Köpfchen an ihre nackte Schulter. Das Kind schrie. Sie begann es sanft hin und her zu wiegen. Das Kind schrie. Sie murmelte und flüsterte Kinderreime und Gedichte, sie summte längst vergessene Kinderlieder, Schlager und die neuesten Popsongs. Das Kind schrie. Sie gab ihm die Flasche. Es trank gierig, verschluckte sich oft, hustete, als ob es ersticken müsse, spuckte die Hälfte der Milch über Katharinas Nachthemd und Kopfkissen. Roch säuerlich. Und schrie.

In der zweiten Nacht klingelte Katharina nach der Nachtschwester. Ich kann nicht mehr, sagte sie, und die Tränen liefen ihr über das Gesicht. Ich muss endlich einmal ein paar Stunden schlafen, sonst drehe ich noch durch.
Das kenne ich, sagte die Schwester, ein typisches Schreikind. Die können einen fix und foxi machen. Ich bringe den Kleinen auf die Säuglingsstation. Wir haben uns alle schon gefragt, wie lange Sie das noch aushalten wollen.
Aber warum?, sagte Katharina. Warum schreit er denn bloß dauernd? Das ist doch nicht normal, oder?
Das weiß man nicht. Bei Frühgeburten kommt es häufiger vor. Aber auch bei voll ausgetragenen Kindern. Reden Sie sich bloß nicht ein, dass Sie etwas falsch machen. Manche Kinder schreien und manche nicht. So ist das eben. Jetzt bringe ich den kleinen Tyrannen nach unten, und Sie schlafen sich endlich einmal aus. Ich sorge dafür, dass er die Frühmahlzeit in der Säuglingsstation kriegt. Dann haben Sie etwas länger Ruhe.
Katharina lächelte ihr dankbar zu.
Aber dann schlief sie doch nicht gleich ein. Sie öffnete das Fenster, löschte das Nachtlicht und genoss die Stille. Morgen würden ihre Eltern kommen. Und Greta. Und Gretas Mutter, die den Kleinen nach der Entlassung aus der Klinik als Tagesmutter betreuen würde. Bis morgen musste sie sich endlich für einen Namen entscheiden. Auf dem weißen Plastikband, das die Hebamme gleich nach der Geburt am Handgelenk des Säuglings befestigt hatte, stand Fenger. Kein Vorname. Alle Namen, die Katharina in den Sinn kamen, waren Mädchennamen. Endlich schlief sie ein.

- 19 -

Taufpatin? Ausgerechnet ich? Die Kleine tickt wohl nicht richtig!
Rachel knüllte den Brief zu einer festen Kugel zusammen und zielte auf den Papierkorb. Daneben.
Taufpatin, murmelte sie. Das fehlte noch. Die liebevoll über den kleinen Wonneproppen gebeugte Tante. Wirklich rührend. Ein Bild fürs Familienalbum. So verlogen wie alle diese Bilder. Lukas heißt er. Wie kommt sie bloß auf diesen Namen? Lukas. Den kann man ja nicht mal verkleinern. Timmy wäre nett. Oder Benni. Oder von mir aus auch Basti. Der Name ist ja noch frei. Wurde nicht gebraucht, und hätte Johannes doch nicht gefallen.
Das gestochen scharfe, großformatige Foto – wahrscheinlich von ihrem Vater mit seiner Pressekamera aufgenommen – zeigte ein rundes Babygesicht unter einer flauschigen Wollmütze mit Rollrand. Der Kleine lag auf dem Bauch. Mit offensichtlicher Mühe hielt er das schwere Köpfchen hoch, balancierte es auf dem zarten Hals wie eine große Blüte auf einem schmalen Stängel. Er schien den Fotografen kritisch zu mustern. Die Anstrengung kerbte zwei Querfalten in die schön gewölbte Kinderstirn. Die Augen waren groß und dunkel, die Nase gerade und kräftig, kein Stupsnäschen, der kleine Mund mit der energisch vorgeschobenen vollen Unterlippe war fest geschlossen.
Du weißt, was du willst, sagte Rachel. Hast dich ja auch auf ganzer Linie durchgesetzt. Wahrscheinlich hat deine Mutter Recht. Du bist kein Timmy, Benni oder Basti. Lukas, der Arzt, der Maler, der Evangelist. Der mit dem Löwen. Das passt zu dir, mein Kleiner.

Sie ließ sich in die Sofaecke fallen, zog einen gepolsterten Hocker heran und legte die Füße hoch. Der Tag war warm und sonnig gewesen. Ganz ungewöhnlich warm für diese Jahreszeit. Der Thermostat reagierte erst mit erheblicher Verzögerung auf den Wetterumschwung. Bis zum späten Nachmittag lief die Fußbodenheizung in der Hotelhalle auf vollen Touren. Ihre Zehen in den hochhackigen engen Pumps schmerzten, und die Fußknöchel schwollen von Stunde zu Stunde mehr an. Wenn kein Gast im Foyer war, standen sie und ihre Kolleginnen auf Strümpfen hinter der Rezeption. Aber mit jedem Mal wurde es schwieriger, die Füße zurück in die Schuhe zu zwängen.
Rachel zog die Cognacflasche näher heran und goss sich ein. Sie leerte den Schwenker mit einem einzigen Schluck, goss noch einmal nach und lehnte das Foto gegen die Flasche. Die dunklen Kinderaugen waren jetzt direkt auf sie gerichtet, fixierten ihren Blick.
Lukas, sagte sie, vergiss es. Das wird nichts mit uns beiden. Glaub mir, ich bin keine nette Patentante. Ich bin überhaupt nicht nett. Dir kann ich es ja sagen: Wenn deine Mutter auf mich gehört hätte, gäbe es dich gar nicht.
Sie nahm das bauchige Glas in die Hand, schwenkte es und ließ die goldbraune Flüssigkeit kreisen.
Verstehst du, Lukas? Ich kann bei dieser Komödie nicht mitmachen. Wirklich nicht. Eigentlich hat dich niemand in der ganzen Familie gewollt. Trotzdem werden alle ihre Rolle perfekt spielen. Du wirst es sehen. Die glückliche Mutter, die stolzen Großeltern. Aber ich kann nicht die Patin geben. Ausgeschlossen. Mir gefällt das Stück nicht. Ich glaube nicht mehr an den ganzen Zauber: Kirche, Taufe, Erbsünde, Beichte, Kommunion und Firmung, Himmel und Hölle, Teufel und die vierzehn Englein, die abends um mein Bettchen stehen.
Sie trank hastig.

Wie war das noch mit den vierzehn Englein? Zwei zu meinen Häupten, zwei zu meinen Füßen, zwei zu meiner Linken, zwei zu meiner Rechten. Das sind erst sechs, nuschelte sie. Nein, acht. Aber wo ist der Rest geblieben? Noch mal. Sie zählte jetzt an den Fingern nach. Zwei zu meinen Häupten, zwei zu meinen Füßen, zwei zu meiner Linken, zwei zu meiner Rechten. Acht. Sie runzelte die Stirn. Wie war das noch? Zwei, die mich decken, zwei, die mich wecken, zwei, die mich schrecken. Oder? Sind auf jeden Fall vierzehn. Ist ja auch ganz egal.
Als sie nach der Flasche griff, fiel das Kinderfoto auf den Boden.
Entschuldige, Lukas, murmelte Rachel. Ich wollte dir nicht wehtun.

\- 20 -

Als sie ihn sah, war es schon zu spät. Philipp kam direkt auf sie zu. Die Autos sausten in ununterbrochener Folge über die Ausfallstraße, und auf dem schmalen Bürgersteig konnte sie ihm nicht ausweichen. Außerdem hätte sie es albern gefunden. Sie sahen sich ohnehin fast täglich beim Unterricht. Aber gesprochen hatten sie nicht mehr miteinander. Seit dem Tag, an dem sie ihm gesagt hatte, dass sie das Kind behalten wolle und dass es Ende Oktober zur Welt kommen würde. Seitdem herrschte absolute Funkstille zwischen ihnen. Philipp hatte sie einfach ignoriert. Er hatte weder ihre fortschreitende Schwangerschaft noch die Geburt von Lukas zur Kenntnis genommen. Er besuchte sie nicht im Krankenhaus. Er tat gar nichts. Katharina teilte dem Jugendamt Namen und Adresse mit und gab ihn als Vater des Kindes an. Sie wartete vergeblich auf eine Reaktion.
Philipp verlangsamte seine Schritte. Er schien unschlüssig, hatte die Hände von hinten in die Gürtelschlaufen seiner Jeans gehakt und stieß mit dem Fuß eine leere Limodose vor sich her. Beim letzten Tritt rollte die Dose unter den Kinderwagen und blieb zwischen den Vorderrädern liegen.
Kann ich ihn mal sehen?, sagte er.
Katharina klappte das Verdeck zurück und drückte mit der Hand vorsichtig das mit blauweiß gestreiftem Stoff bezogene Kissen hinunter.
Weck ihn bloß nicht auf, sagte sie. Er brüllt sowieso bei Tag und Nacht.
Philipp musterte den Kleinen. Er sieht mir ähnlich. Findest du nicht?

Katharina zuckte mit den Schultern.
Klar doch. Er sieht genau so aus wie ich auf den Kinderbildern im Fotoalbum meiner Eltern. Die Haare und die Nase. Exakt.
Was hat er denn für Augen?
Dunkelbraun.
Genau wie ich. Sage ich doch. Finde ich auch voll in Ordnung. Schließlich muss ich ja die Knete für ihn rüberschieben.
Philipp hatte das weiche Kinn mit dem frisch zugelegten, noch etwas spärlichen Bärtchen nach vorn geschoben und versuchte, einen männlich-entschlossenen Eindruck zu machen.
Du zahlst für Lukas? Wie schön, sagte Katharina. Ist mir noch gar nicht aufgefallen. Bis jetzt kriege ich nur Geld vom Jugendamt.
Na und? Die haben mir geschrieben. Sie zahlen nur so lange, bis ich selbst etwas verdiene. Dann holen sie sich das Geld zurück, und ab dann muss ich löhnen. Ohne Ende. Wenn ich Pech habe und der Kleine studiert, kann das locker mehr als fünfundzwanzig Jahre dauern.
Armer Philipp, mir kommen die Tränen. Dein Sohn versaut dir das ganze Leben. Und was ist mit meinem?
Komm mir bloß nicht so! Du hattest schließlich die Wahl. Ich bin ja nicht mal gefragt worden. Du wolltest doch das ganze Eiapopeia. Warst ja gar nicht zu bremsen. Du hast uns doch den ganzen Schlamassel auf den Hals geladen.
Nicht so laut, flüsterte Katharina. Aber es war schon zu spät. Die aufgebogenen Wimpern zitterten auf den rosigen Wangen, Lukas schlug die Augen auf. Sie waren groß und dunkelbraun und zornig. Die volle Unterlippe zuckte, er öffnete den Mund, gab den Blick frei auf zwei weiße, spitze Zähnchen im Unterkiefer. Und schrie.
Philipp hielt sich lachend die Ohren zu. Kräftige Lungen hat der Knirps, sagte er.

Blödmann, zischte Katharina, hau bloß ab. Das kann Stunden dauern, bis ich ihn wieder zum Einschlafen bringe.
Tschüss, Kleiner, sagte Philipp. Lass dich nicht unterkriegen von den Weibern. Zeig ihnen, wer der Herr im Haus ist.
Katharina trat scheppernd gegen die Limonadendose und schob den Kinderwagen so heftig an, dass er gegen Philipps Schienbeine knallte.
Pass doch auf, sagte er und verzog schmerzlich das Gesicht. Du solltest mich nicht zum Krüppel fahren. Schließlich bin ich sein Vater.
Sein Vater? Du weißt doch gar nicht, was das ist. Sein Erzeuger bist du. Das ist alles, wozu du fähig bist.

Lukas schrie.
Katharina ging rascher. Bitte schrei nicht, dachte sie. Nicht schon wieder. Eine ältere Frau mit einem lächerlich kleinen, vor Kälte zitternden Hund, der in einem rot karierten Mäntelchen steckte, kam ihr entgegen. Sie warf einen kurzen Blick in den Kinderwagen. Das kostet Nerven, sagte sie, ist aber gut für die Lungen. Katharina versuchte ein Lächeln.
Nur noch ein paar hundert Meter. Dann kam der Stadtpark mit dem Wildgehege und dem großen Abenteuerspielplatz. Sie bog in den breiten Hauptweg ein. Die festgetretene Schneedecke knirschte unter ihren Füßen und unter den Rädern des Kinderwagens. Die Tannen rechts und links des Weges bogen sich unter dicken weißen Polstern. Ab und zu rutschten kleine Lawinen von den tief hängenden Zweigen und zerstäubten am Boden.
Lukas schrie.
Ein junger Mann kam aus einem schmalen Hohlweg gerannt. Auf den ersten Blick hatte er große Ähnlichkeit mit Felix. Beinahe wäre sie mit ihm zusammengestoßen. Eine weiße Atemwolke

stand vor seinem Mund. Er zog einen altmodischen Holzschlitten hinter sich her, dessen Kufen vorne in großen, nach oben aufgebogenen Hörnern endeten. Zwei dick vermummte Kinder saßen auf dem Schlitten. Sie waren beinahe gleich groß. Das vordere hielt die schneckenförmigen Hörner umklammert, das zweite, etwas kleinere, schlang beide Arme um die Taille des Geschwisterchens. Katharina hörte ihre hellen Stimmen und ihr Lachen. Die dicken roten Pompons auf ihren bunt geringelten Indiomützen wippten im gleichen Takt.

Lukas schrie.

Katharina ging jetzt ganz langsam. Sie bewegte den Griff des Kinderwagens auf und ab, auf und ab, schaukelte ihn ganz sanft und gleichmäßig. Der Wagen federte in den Gurten und schwang wie eine Wiege. Manchmal half es. Heute nicht.

Lukas schrie.

- 21 -

Das Telefon klingelte. Rachel stellte den Kaffeebecher so heftig ab, dass er überschwappte. Auch das noch! Sie knirschte vor Ärger mit den Zähnen. Zwei Kaffeeflecken, einer auf der rechten Kragenecke und einer auf der Knopfleiste ihrer weißen Bluse. Das fehlte gerade noch. Sie war ohnehin viel zu spät dran. Sie hatte den Wecker nicht gehört. Wie so oft in der letzten Zeit. Und dies war ihre einzige saubere Bluse. Die anderen hingen tropfnass auf Plastikbügeln an der Wäscheleine über der Badewanne. Sie hatte sie gerade erst aus der Waschmaschine geholt und wollte sie am Abend bügeln. Das Telefon klingelte immer noch. Rachel drehte den Warmwasserhahn auf, feuchtete eine Ecke des Küchenhandtuchs an, fuhr damit leicht über die Kernseife in der weißen Emailleschale und versuchte, die Flecken auszureiben. Der Erfolg war mäßig. Aber es musste reichen. Sie sah auf die Uhr. So spät schon! Das Telefon klingelte noch immer. Im Vorbeigehen nahm sie den Hörer hoch. Verpiss dich, du Idiot!, schrie sie und legte sofort wieder auf. Garantiert war das wieder dieser Spinner. Seit Wochen ging das jetzt schon so. Morgens, abends, mitten in der Nacht. Immer das gleiche Muster. Es klingelte. Sie hob ab und meldete sich. Am anderen Ende ein Atmen. Sonst nichts. Kein Wort. Es war zum Verrücktwerden. Sie musste endlich ihre Telefonnummer ändern lassen.

Als sie fast eine Stunde zu spät und völlig außer Atem die Tür mit der Aufschrift „Personaleingang“ aufstieß, wäre sie fast in Stephan hineingerannt.

Mensch Rachel, sagte er, da bist du ja endlich. Du sollst sofort zum Personalbüro kommen. Der Wiedemann hat schon zweimal nach dir gefragt. Er sagt, er hat auch schon bei dir zu Hause angerufen.
Was sagst du?, stöhnte Rachel. Bei mir zu Hause? Das darf doch nicht wahr sein. Weißt du, was er will?
Garantiert keine Gehaltserhöhung, so fuchtig, wie der klang. Übrigens: Was immer es auch ist, Rachel, ich habe nichts damit zu tun. Das sollst du wissen. Aber es gibt eben auch andere Kolleginnen und Kollegen …
Ist schon gut, Stephan. Ich habe verstanden.

Heinrich Wiedemann war ein auffallend kleiner Mann. Er trug maßgeschneiderte Anzüge mit stark wattierten Schultern und Schuhe mit erhöhtem Absatz. Er hielt sich kerzengerade, das Kreuz durchgedrückt wie ein Flamencotänzer. Außerdem verfügte er über ein chronisches Magengeschwür und – wie er sich an diesem Morgen zum ersten Mal eingestanden hatte – über eine beginnende Stirnglatze und eine lichte Stelle auf dem Hinterkopf. Und genau darauf sah Rachel erbarmungslos und ungerührt hinunter, als er aufstand und ihr zur Begrüßung die Hand hinstreckte.
Nehmen Sie bitte Platz, Frau Fenger, sagte er und setzte sich hoch aufgerichtet und ohne sich anzulehnen auf die Kante seines Bürostuhls. Seine Augen befanden sich exakt auf der Höhe von Rachels Blusenkragen. Und auf einer Ecke dieses Kragens und auf der Knopfleiste prangten unübersehbar die Reste ihres Morgenkaffees. Sie sah, dass er es sah, und er sah, dass sie es gesehen hatte.
Frau Fenger, sagte er und fügte die Spitzen seiner tadellos manikürten Finger zu einem Steildach zusammen, ich möchte gleich zur Sache kommen. Wie Sie selbst wissen, lässt Ihre Zuverlässig-

keit, Einsatzfreude und Pünktlichkeit in der letzten Zeit stark zu wünschen übrig. Haben Sie dafür eine Erklärung?
Ich habe private Probleme, murmelte Rachel.
Das habe ich schon befürchtet. Seine Fingerspitzen flachten das Dach leicht ab.
Außerdem neigen Sie offenbar zu unkontrollierten Ausbrüchen, wie ich bei meinem Anruf heute Morgen feststellen musste.
Das ist mir sehr peinlich, sagte Rachel und spürte, wie ihr die Röte ins Gesicht stieg. Ich bitte um Entschuldigung. Ich werde seit Wochen von einem anonymen Anrufer belästigt und dachte natürlich …
In Ordnung, sagte Wiedemann. Das wäre geklärt. Zurück zu Ihren privaten Problemen. Sie werden verstehen, dass ich als Personalchef eingreifen muss, sobald davon die dienstlichen Abläufe und der Arbeitsfrieden innerhalb der Belegschaft beeinträchtigt werden. Und das ist leider der Fall, Frau Fenger. Eine Ihrer Kolleginnen deutete vorsichtig ein mögliches Alkoholproblem an.
Das ist eine absolute Unverschämtheit! Ich verlange, dass Sie mir augenblicklich den Namen dieser so genannten Kollegin nennen!
Aber bitte beruhigen Sie sich doch, Frau Fenger.
Wiedemanns Fingerhaltung wies eine zunehmende Tendenz zum Walmdach auf.
Natürlich habe ich der Dame Vertraulichkeit zugesichert. Darum geht es ja auch gar nicht. Wenn die Vermutung aus der Luft gegriffen ist, vergessen Sie und ich die ganze Sache. Falls sie aber zutrifft, rate ich Ihnen ganz dringend, sich um therapeutische Hilfe zu bemühen. Sie können sich denken, dass in einem so großen Haus wie diesem und überhaupt in unserem Gewerbe solche Probleme häufiger vorkommen. Aber gerade Sie müssen alles daransetzen, sie zu überwinden. Unbedingt. Ich würde es

sehr bedauern, Sie zu verlieren. Wir setzen noch große Erwartungen in Sie.
Rachels Gesicht war hochrot und brannte wie Feuer.
Erwartungen in mich?, sagte sie verbittert. Davon habe ich bisher nichts gemerkt. Wie hieß das noch in dem Brief der Zentrale: „Wir müssen Ihnen mitteilen, dass wir uns für einen Bewerber mit besseren Qualifikationen entschieden haben." Das war das Ende meiner Erwartungen. Sie schluckte. Wenn ich diese Stelle in München bekommen hätte, wäre vielleicht alles ganz anders gekommen.
Wiedemanns Hände bildeten jetzt ein Flachdach mit etwa siebenprozentiger Neigung.
Ich dachte mir, dass Sie darüber verärgert sind, sagte er. Aber warum haben Sie bis heute nicht auf den zweiten Teil des Briefes reagiert?
Er zerstörte das Flachdach, griff nach einem Ordner, der auf der Ecke seines Schreibtisches lag, und blätterte darin.
Hier ist es ja, sagte er. „Wir bedauern dies besonders deshalb, weil wir der Meinung sind, dass Ihre Kenntnisse und Fähigkeiten und Ihre weit über das Übliche hinausgehende Einsatzfreude Sie für anspruchsvollere Aufgaben innerhalb des Konzerns empfehlen. Wir bitten Sie deshalb, Kontakt zum Leiter Ihrer Personalabteilung, Herrn Direktor H. Wiedemann, aufzunehmen, um in Zusammenarbeit mit ihm ein Konzept zur inner- und außerbetrieblichen berufsbegleitenden Weiterbildung zu erarbeiten."
Er schloss die Akte, begann mit dem erneuten Aufbau eines extrem geneigten Spitzdachs und sah sie fragend an.
Ich warte seit vielen Wochen darauf, dass Sie sich bei mir melden. Stattdessen verschlechtern sich Ihre Leistungen, es häufen sich Fehlzeiten und Verspätungen, es treten Spannungen im Kollegenkreis auf. Mit einem Wort: Ich begreife Sie nicht.

Rachel strich sich die Haare aus dem heißen Gesicht. Es fiel ihr schwer, so rasch umzuschalten. Sie musste sich konzentrieren.
Ich möchte Sie um zwei Dinge bitten, Herr Wiedemann.
Er nickte auffordernd und veränderte die Dachneigung.
Erstens: Geben Sie mir bitte noch eine Chance. Ich verspreche Ihnen, dass ich meine privaten und beruflichen Schwierigkeiten überwinden und ... und ... und dass ich alles daransetzen werde, mein Alkoholproblem in den Griff zu bekommen.
Heinrich Wiedemann lächelte. Die kühlen, etwas stechenden Augen unter den buschigen Brauen bekamen einen milden Glanz. Die scharfen Falten, die sich von den Nasenflügeln bis zu den Mundwinkeln hinunterzogen, bogen sich nach oben. Es war ein seltener und sehr erfreulicher Anblick.
Genehmigt, Frau Fenger, sagte er. Und zweitens?
Zweitens hätte ich gerne eine Kopie dieses Briefes. Ich war damals so wütend, dass ihn gar nicht zu Ende gelesen habe. Ich habe ihn in kleine Fetzen zerrissen und die Toilette hinuntergespült.
Verstehe, sagte Heinrich Wiedemann und die Mundwinkelfalten wanderten noch ein bisschen höher. Meine Sekretärin macht Ihnen eine Fotokopie. Sobald Sie sich wieder fit fühlen, melden Sie sich bei mir. Und denken Sie inzwischen einmal darüber nach, ob Ihnen Frankfurt gefallen könnte. Unser erstklassiges Haus dort, der direkte Kontakt zur Zentrale, die vielfältigen Weiterbildungsangebote. Das wäre dann eine Perspektive für das neue Jahr. Abgemacht?
Er erhob sich und streckte ihr die Hand entgegen. Auch Rachel stand auf. Sie knickte leicht in den Kniekehlen ein und befand sich damit fast auf seiner Augenhöhe.
Abgemacht, sagte sie. Und vielen Dank, Herr Wiedemann. Für alles.

- 22 -

Lukas schrie. Katharina knipste die Nachttischlampe an. Zehn vor fünf. Sie sprang aus dem Bett und nahm ihn hoch. So ging das jetzt schon seit fast drei Monaten. Jeden Morgen um diese Zeit begann er zu schreien. Sie war immer sofort hellwach, holte ihn aus dem alten Stubenwagen, in dem schon Rachel und sie selbst gelegen hatten, und versuchte, ihn zu beruhigen. Ihre Eltern schliefen noch. Sie hatten sich schon beschwert über die ständig gestörte Nachtruhe und ihr Vater hatte etwas gemurmelt von Kindern, die Kinder erziehen wollten. Und dass so etwas eben nicht gut gehen könne.

Früher hatte Katharina regelmäßig zur Musik ihres Radioweckers verschlafen. Dann rief ihre Mutter aus der Küche, mindestens einmal, meistens mehrmals, kam schließlich hoch in ihr Zimmer, schob die Vorhänge zurück, öffnete ein Fenster und zog ihr die Decke weg. Lukas funktionierte besser als der Radiowecker. Sogar mitten in der Nacht. Schon bei seinem leisesten Schnaufer wachte sie auf und horchte mit angehaltenem Atem. Auf nackten Füßen, den Kleinen auf dem Arm, tapste sie jetzt hinunter in die Küche, nahm das am Abend zuvor vorbereitete Fläschchen aus dem Kühlschrank und stellte es in den elektrischen Wärmer. Wieder die Treppe hoch. Windeln wechseln. Waschen würde sie ihn später. Denn dabei brüllte er zuverlässig das ganze Haus zusammen. Hinunter in die Küche. Die Wärme des Fläschchens in der eigenen Augenhöhle überprüfen. Gut. Er trank. Himmlische Stille. Meistens saugte er zu schnell, verschluckte sich oder bekam zu viel Nebenluft. Katharina zog deshalb von Zeit zu Zeit den Schnuller zurück. Lukas quittierte jede

Unterbrechung mit wütendem Gebrüll. Er schien niemals satt zu werden. Nach jeder Mahlzeit schrie er sich heiser. Zu Anfang hatte sie ihm immer größere Portionen gegeben, viel mehr, als auf ihrem Plan stand. Aber auch das hatte nichts genutzt, und sie gab es wieder auf.
Manchmal versuchte Katharina, ihn nach dem Füttern noch einmal schlafen zu legen, aber das gelang fast nie. Auch wenn er, selten genug, einmal die Augen geschlossen hatte und offenbar schlief, protestierte er schreiend, sobald sie sich dem Stubenwagen nur näherte. Heute versuchte sie es gar nicht erst. Mit dem Kind auf dem Arm wanderte sie lautlos durch das stille Haus, drehte endlose Runden durch Diele, Wohnzimmer, Arbeitszimmer und Küche. Denn nur solange sie mit ihm umherging, war er ruhig.
Gegen halb sieben klingelte der Wecker im Schlafzimmer der Eltern, und es kam Leben ins Haus. Lukas wurde gebadet und brüllte, als würde ihm die Haut abgezogen. Unter Protest ließ er sich anziehen und in die Babywippe setzen. Katharina duschte rasch, zog sich an, trank einen Schluck Milchkaffee und aß ein halbes Brötchen im Stehen, verpackte Lukas und sich selbst in warme Jacken, legte den schreienden Kleinen in den Kinderwagen und warf sich die Schultasche über die Schulter.
Greta und Frau Reblin, Gretas Mutter, warteten schon an der Haustür auf sie. Greta war schwer erkältet. Ihre Nase war gerötet und wund, die Augen glänzten fiebrig.
Willst du nicht lieber zu Hause bleiben und dich ins Bett legen?, fragte Katharina. Du hast garantiert Fieber.
Ach ne, sagte Greta. Es wird schon gehen. Ich habe eben zwei Aspirin eingeworfen. Die halten mindestens bis zum Mittag. Außerdem kriegen wir heute die Englischklausur zurück. Ich habe dieses Mal ein ganz mieses Gefühl und will die Besprechung nicht verpassen.

Gemeinsam mit Katharina trug sie den Kinderwagen die beiden Treppenabsätze bis zur ersten Etage hoch und schob ihn ins Wohnzimmer. Gretas Mutter beugte sich hinunter und nahm Lukas auf den Arm. Und wie an jedem Morgen wusste Katharina auch heute nicht, ob sie Frau Reblin dafür lieben oder hassen sollte: Lukas verstummte augenblicklich. Es war ein zuverlässiges Wunder, es wiederholte sich täglich. Auf den kräftigen Armen der Tagesmutter war Lukas augenblicklich still, schläfrig, nuckelte an seinem Daumen und war zufrieden mit sich und der Welt.
Katharina hatte Frau Reblin studiert, hatte jede noch so winzige Kleinigkeit registriert. Die Art und Weise, wie sie als Erstes Blickkontakt mit dem Kleinen suchte, leise zu ihm sprach und ihn zärtlich unter dem Kinn kraulte, bevor sie ihn behutsam hochhob und an ihren Körper lehnte, das Köpfchen in die Grube zwischen Hals und Schulter schmiegte, ihm sanft über Nacken und Rücken strich und ihn leise wiegte zu einem melodischen Singsang gemurmelter Koseworte.
Aber so sehr sie sich auch bemühte, alles ganz genauso zu machen wie Frau Reblin, bei ihr selbst funktionierte es einfach nicht.

Die beiden Mädchen holten ihre Räder aus dem Keller. Katharina fuhr nach dem Unterricht immer zuerst nach Hause. Sie schaltete das Radio ein, holte sich irgendetwas aus dem Kühlschrank, ein Jogurt, einen Pudding oder eine Quarkspeise, setzte die Waschmaschine in Gang und machte sich dann an die Schularbeiten. Schon bei ihrem ersten Gespräch, lange vor der Geburt von Lukas, als sie sich über den Umfang der Betreuung und die Bezahlung einigten, hatte Frau Reblin vorgeschlagen, dass Katharina bei ihr zu Mittag essen und die Hausaufgaben zusammen mit Greta machen könne. Damals hatte Katharina es

abgelehnt, noch ohne zu wissen, warum. Jetzt wusste sie es. Diese knappen drei Stunden des Tages, die sie allein zu Hause verbrachte, waren zu ihrem einzigen Freiraum geworden. Also fuhr sie gegen sechs wieder zu Reblins, stellte ihr Rad dort unter und kutschierte Lukas im Kinderwagen zurück. Am nächsten Morgen das Gleiche in umgekehrter Reihenfolge. Mit Lukas und dem Kinderwagen zu Reblins, mit dem Rad zur Schule. Und so weiter und so weiter. Jeden Tag das Gleiche. Fünf Uhr aufstehen, Kind füttern, beruhigen, mit ihm umherwandern, halb sieben Kind baden und anziehen, selbst duschen und frühstücken, Kind zur Tagesmutter bringen, zur Schule fahren, nach Hause kommen, essen und Hausaufgaben machen, Wäsche in die Maschine stopfen, Kind abholen, füttern, zu Bett bringen. Fläschchen für den nächsten Morgen vorbereiten. Kinderwäsche aus der Maschine holen, aufhängen oder in den Trockner stecken, die Sachen vom Vortag bügeln und in den Schrank legen. Noch ein bisschen Glotze und früh schlafen gehen. Denn um fünf Uhr spätestens fing alles wieder von vorne an.
Ihre Mutter half ihr, so gut sie konnte. Aber sie kam selten vor halb acht von der Arbeit zurück. Sie hatte dann schon eingekauft und kochte etwas Warmes zum Abend, räumte flüchtig auf, brachte die Garderobe für sich und ihren Mann für den nächsten Tag in Ordnung und sagte jedes Mal, bevor sie auf dem Sofa einschlief: So geht es nicht weiter. Wir brauchen eine Haushaltshilfe oder wenigstens eine Putzfrau. Aber passiert war bisher noch nichts. Ihr Vater hasste es, fremde Leute im Haus zu haben. Wahrscheinlich lag es daran.

Katharina seufzte.
Ist irgendwas?, fragte Greta.
Nein. Das ist es ja gerade. Nichts ist mehr. Gar nichts. Ich bin nur noch müde und immer in Hetze. Es gibt überhaupt nichts

mehr, worauf ich mich freuen könnte. Kein Kino, keine Fete, keine Disco, kein noch so kleiner Lichtblick. Schon gar kein Freund. Manchmal denke ich, mein Leben ist schon vorbei, bevor es richtig angefangen hat.
Jetzt übertreib mal nicht, sagte Greta. Das sind doch bloß die ersten paar Monate. Danach wird es besser. Und dieser kleine Kerl macht doch auch Spaß. Oder etwa nicht? Meine Mutter und ich finden ihn einfach unwiderstehlich.
Ihr könnt ihn haben, sagte Katharina. Sofort. Ich weiß, dass man das nicht sagen darf. Ich weiß auch, dass ich eine Rabenmutter bin. Aber manchmal, mitten in der Nacht, wenn er zu schreien anfängt und ich ihn einfach nicht beruhigen kann, dann kriege ich eine solche Wut, dass ich ihn am liebsten aus dem Fenster werfen möchte. Kannst du das verstehen?
Nein, sagte Greta.

Die Englischklausur war miserabel ausgefallen. Deutlich mehr als ein Drittel unter dem Strich. Sogar Greta hatte nur eine schwache Vier geschafft. Katharinas Arbeit sah aus wie ein Schlachtfeld, eine Orgie in Rot. Streichungen, Anmerkungen, Schlangenlinien und Fragezeichen. Darunter stand eine Sechs und der Satz: Das ist mit Abstand die schlechteste Arbeit des ganzen Kurses.
Es fehlte nicht viel, und sie wäre in Tränen ausgebrochen. Das hatte doch alles keinen Zweck. Sie schaffte es einfach nicht. Lukas und die Schule. Beides zusammen war zu viel.

An diesem Wochenende hatte ihr Vater Bereitschaftsdienst. War gar nicht mal so schlecht. Dann konnte sie zuerst mit ihrer Mutter alleine sprechen. Am Abend versuchte sie den ersten Vorstoß.
Wir haben die Englischklausur zurückbekommen.

Ihre Mutter hockte vor dem Trockner, holte die Babywäsche heraus und legte sie in einen Korb. Katharina saß am Küchentisch, strich die Sachen glatt und faltete sie zusammen.
Und? Wie ist sie ausgefallen?
Total daneben. Eine glatte Sechs.
Na, wenigstens mal was Glattes, sagte ihre Mutter, während sie vergeblich versuchte, eine zusammengeschrumpfte Strampelhose wieder in die richtige Form zu ziehen.
Mach keine Witze. Ich bin total fertig. Ich kriege das alles einfach nicht mehr auf die Reihe. Was hältst du davon, wenn ich zum Ende des Halbjahrs von der Schule abgehe?
Ihre Mutter richtete sich auf. Sie verzog das Gesicht zu einer kleinen schmerzhaften Grimasse und massierte mit beiden Händen ihren Rücken in der Höhe des Ischiasnervs.
Gar nichts halte ich davon. Das weißt du genau. Ohne Schulabschluss keine Ausbildung, ohne Ausbildung kein Job, ohne Job kein Einkommen. Das ist der direkte Weg in die Sozialhilfe. Stellst du dir so eure Zukunft vor?
Was heißt denn schon Zukunft?
Zukunft – das sind für dich die nächsten sechzig und für Lukas die nächsten fünfundsiebzig Jahre. Nach der durchschnittlichen Lebenserwartung jedenfalls. Miteinander werdet ihr beide voraussichtlich mindestens die nächsten zwanzig Jahre verbringen. Dafür lohnt es sich doch, diese kleine Durststrecke zu überwinden. Findest du nicht?
Kleine Durststrecke, sagte Katharina mutlos. Du hast gut reden. Mutti, ich bin am Ende. Ich kann nicht mehr. Ich habe mir das alles ganz anders vorgestellt.
Wie denn?
Ach, du weißt schon. Diese glücklichen, erfolgreichen Mütter, die offenbar alles mit links schaffen. Unter dem einen Arm die Designeraktentasche, auf dem anderen ein strahlendes Kind.

Perfekt gekleidet, geschminkt, frisiert. Nichts von dieser ewigen Hetze, dieser ständigen Müdigkeit, diesem Angebundensein. Wenn Lukas wenigstens … Na ja, das ist ja nicht seine Schuld. Was ist nicht seine Schuld? Komm schon, Katharina, jetzt pack endlich mal richtig aus.

Aber nicht erschrecken, Mutti, sagte sie kläglich. Ich bin so furchtbar unglücklich. Vielleicht, wenn Lukas nicht Lukas wäre, also ich meine, wenn er ein Mädchen wäre, oder wenn er nicht auf meinem Arm schreien und auf dem von Frau Reblin zufrieden nuckeln würde, oder wenn er wenigstens Philipp nicht so ähnlich sähe, vielleicht könnte ich dann, vielleicht wäre ich dann … vielleicht würde ich ihn dann lieber mögen. Ich glaube, manchmal hasse ich ihn richtig. Und dann erschrecke ich vor mir selbst. Das ist doch nicht normal. Eine richtige Mutter liebt ihr Kind. Unter allen Umständen. Bedingungslos.

Ja, ja, sagte ihre Mutter, und sie lebten glücklich bis an ihr seliges Ende.

Sie zog sich einen Stuhl heran und setzte sich neben Katharina an den Küchentisch.

Mensch, Katharina, werde erwachsen! Mütter sind nicht besser und nicht schlechter als alle anderen Menschen. Sie sind ungerecht, hilfreich, wütend, liebevoll, gereizt, geduldig. Alles eben. Kommt darauf an, wie sehr sie selbst geliebt werden, wie günstig oder falsch der Zeitpunkt ist, an dem das Kind geboren wird, wie zustimmend oder ablehnend sich ihre Umgebung verhält, wie gesund oder krank sie sind, wie glücklich oder unglücklich. Und natürlich auch, wie gut oder schlecht der Charakter ihres Kindes zu ihrem eigenen passt. Es gibt Kinder, die würde man lieben, auch wenn es nicht die eigenen wären. Und es gibt Kinder, die liebt man nur, weil es die eigenen sind. Natürlich stimmt das nicht mit dem strahlenden, zuckersüß verklärten Mutterbild überein, das uns überall präsentiert wird. Die üble, dunkle Seite darf nicht ausgesprochen werden. Sie ist aber da, war es immer schon. Ist dir schon mal aufgefallen, wie viele Stiefmütter durch die Märchen spazieren? Die Stiefmutter ist all das, was die richtige Mutter nicht sein darf, ungerecht, böse, lieblos und eigensüchtig. Die richtige Mutter ist immer herzensgut, liebevoll, jung und schön und stirbt meistens schon im Kindbett. Das ist eine klasse Lösung, denn damit ist sie aus allen Konflikten raus. Und dann kommt die Stiefmutter. Die verjagt die Kinder, verleumdet sie, vernachlässigt sie und wünscht ihnen manchmal sogar den Tod. Ihr eigenes Kind bevorzugt sie unmäßig. Auch das ist ja nicht erlaubt, dass eine Mutter eines ihrer Kinder lieber hat als das andere. Du kannst fragen, wen du willst. Alle Mütter werden behaupten, dass sie jedes ihrer Kinder auf exakt die gleiche Weise lieben. Alles andere wäre wahrscheinlich unerträglich.

Stimmt, sagte Katharina kleinlaut. Ich fände es schrecklich, wenn du sagen würdest, dass du Rachel lieber magst als mich.

Na sag ich doch! Und du würdest es auch schrecklich finden, wenn ich sagen würde, dass es Momente gab, in denen ich euch am liebsten aus dem Fenster geschmissen hätte.

Früher schon. Aber heute Morgen habe ich genau das Gleiche zu Greta gesagt.

Willkommen im Club, sagte ihre Mutter und lachte.

Ich mache uns jetzt einen Tee, und dann überlegen wir, wie wir es dir leichter machen können.

Sie goss Wasser in den Kocher und schaltete den Strom ein.

Wir brauchen unbedingt sofort eine Haushaltshilfe. Ich werde mich gleich morgen darum kümmern. Dein Vater muss sich damit abfinden. Wird er auch, wenn sie erst mal da ist. Das bringt uns beiden mehr Luft. Wenn ich nach Feierabend nicht noch den ganzen Haushalt am Bein habe, kann ich auch ab und zu für dich babysitten, damit du mal aus dem Haus kommst. Du

brauchst andere Gesichter und andere Gespräche. Außerdem – und das ist genauso wichtig – brauchst du Nachhilfe. In Englisch und in Biologie. Am besten fragst du Frau Leonhardt, ob sie dir jemanden empfehlen kann.
Der Tee war fertig. Katharina holte die blau geblümten Steinguttassen und die Dose mit dem braunen Kandis aus dem Schrank und goss ein. Sie pustete lange und nahm dann vorsichtig einen ersten kleinen Schluck.
Hast du eigentlich jemals ein Kind gekannt, das so viel schreit wie Lukas?, fragte sie.
Ja natürlich, sagte ihre Mutter. Dich.

- 23 -

Der Tag war nicht das Problem. Solange sie unter Menschen war, arbeitete, sich unterhielt oder Besorgungen machte, brauchte sie keinen Alkohol, dachte nicht einmal daran. Mit einer Ausnahme: Sie vergaß nie, für Nachschub zu sorgen, war sich immer darüber im Klaren, ob und wie viele Vorräte sie noch besaß. Aber am Abend, wenn sie die leere Wohnung betrat, führte sie ihr erster Weg ins Wohnzimmer zu dem Servierwagen aus Glas und Messing, auf dem Korkenzieher, ein Shaker, Gläser, ein Behälter für Eiswürfel, vor allem aber viele angebrochene Flaschen standen. Sherry, Portwein, Whiskey, Curaçao, Cognac und Rotwein. Den ersten Drink nahm sie im Stehen. Früher Sherry oder Rotwein, jetzt Cognac, Whiskey oder seit kurzem Doppelkorn, den sie billig bei einem Discounter einkaufte. Sie genoss das scharfe Brennen und die Wärme, die sich beim ersten Schluck in ihrem Magen ausbreitete. Sie schenkte nach und nahm das Glas mit, zog Mantel und Schuhe aus, sah die Post durch und verstaute ihre Einkäufe in den Küchenschränken. Während sie aufräumte, eine Kleinigkeit kochte, in einer Illustrierten blätterte oder bügelte, trank sie weiter. Wo sie sich auch aufhielt, das Glas war immer in ihrer Reichweite. Wenn sie es sich nach den Abendnachrichten zu irgendeinem Spielfilm oder Krimi auf dem Sofa gemütlich machte, spürte sie schon die Vorboten des leichten, angenehmen Nebels, der ihr helfen würde, den Abend zu überstehen, die Erinnerungen wegzuschieben und nachher augenblicklich einzuschlafen, ohne die Zeit des allmählichen Übergangs vom Wachsein zum Traum, die Zeit, in der die Ängste kommen.

Im Laufe der Monate dauerte es immer länger, bis sie in den ersehnten wohltätigen Dunst eintauchen konnte. Unmerklich, aber deutlich erhöhte sie die notwendige Dosis. Und dann kam der Punkt, an dem sie es kaum noch schaffte, rechtzeitig wieder aufzutauchen, am Morgen wach zu werden, das Läuten des Weckers nicht zu verschlafen. Wirklich schlimm waren die freien Tage, am schlimmsten mehrere davon nacheinander oder ein freies Wochenende. Ohne das Korsett der Pflichten verlor sie die Kontrolle. Sie trank ohne Pause, ließ die Vorhänge geschlossen, schlief ein und wachte auf, wusste nicht mehr, ob es Tag oder Nacht war, und wollte es auch nicht wissen. Danach, an dem Morgen, an dem sie wieder zur Arbeit musste, kostete es sie alle Kraft und Konzentration, mit klar artikulierter Stimme im Hotel anzurufen und sich mit einer Erkältung, Migräne oder Magenverstimmung zu entschuldigen. Denn diesen Tag brauchte sie, um die hämmernden Kopfschmerzen, die Übelkeit und das Zittern ihrer Hände zu beschwichtigen.
Inzwischen wussten offenbar alle ihre Kolleginnen und Kollegen Bescheid. Nur ihr eigenes eingetrübtes Hirn hatte ihr vorgespielt, dass niemand etwas bemerkte. Erst das Gespräch mit Wiedemann hatte den Schleier zerrissen und ihr klargemacht, dass dies der Wendepunkt war. Sie konnte und musste jetzt wählen zwischen Untergang und Neuanfang.

Rachel wollte keine Hilfe. Keinen Arzt. Keinen Therapeuten. Sie würde es alleine schaffen. Nicht von heute auf morgen. Das war ihr nach ihren ersten misslungenen Versuchen grausam klar geworden. Aber langsam, ganz allmählich. Hinausschleichen aus der Sucht hieß das. Das hatte sie zufällig in einer Illustrierten gelesen.
Vor dem ersten freien Wochenende hatte sie sich gefürchtet. Dieses Mal wollte sie nicht abstürzen, nicht komplett die Kon-

trolle verlieren. Für einen kurzen Moment dachte sie daran, alle ihre Vorräte auszugießen, die vielen angebrochenen und die beiden vollen Flaschen, die sie, wie unter Zwang, noch rasch gekauft hatte, bevor die Geschäfte schlossen. Aber schon der bloße Gedanke daran versetzte sie in würgende Panik. In einem Winkel ihres Gehirns tauchte das Bild des Tankstellenshops an der Autobahnauffahrt und das des Minimarkts im Hauptbahnhof auf. Zwei mögliche Rettungsinseln.

Zu Beginn ihres Selbstversuchs hatte sie beschlossen, alles auf eine sachliche Basis zu stellen. Als Erstes entschied sie sich dafür, nur bei einer einzigen Sorte Alkohol zu bleiben. Das würde die Kontrolle erleichtern. Sie wählte die billigste: Doppelkorn. Am Abend nach dem Gespräch mit Wiedemann öffnete sie eine neue Flasche, stellte sie auf den Couchtisch und legte einen roten Filzstift daneben. Sie wollte feststellen, wie hoch ihr normales Quantum war. Sie wusste es nicht. Irgendeine innere Zensur hatte dafür gesorgt, dass sie es nicht wirklich registrierte. Es war der gleiche Mechanismus, der sie glauben ließ, sie habe sich für den Doppelkorn nur wegen seines niedrigen Preises entschieden und nicht wegen seines hohen Alkoholgehalts.
An ihrem ersten Versuchsabend schlief sie während eines Westerns ein, erwachte völlig benommen gegen ein Uhr und taumelte ins Bett. Erst am Morgen malte sie die Markierung, versehen mit dem Datum, auf das Etikett mit den fünf Weizenähren. Der rote Strich befand sich etwa drei Zentimeter über dem Boden der Flasche.
Eine ganze Woche lang unternahm sie verzweifelte Anstrengungen, sich einzuschränken. Es gelang ihr nicht. Sobald sie einen bestimmten Punkt überschritten hatte, konnte sie sich nicht mehr kontrollieren, und diesen Punkt erreichte sie schon sehr früh. Nur ein einziges Mal zog sie am Morgen den roten Strich

fünf Zentimeter hoch über dem Flaschenboden. Aber der Bodensatz Rotwein in dem Wasserglas neben ihrem Bett verhinderte, dass sie sich selbst belog.

Jetzt, am frühen Samstagnachmittag, stand sie in der Küche und füllte mit Hilfe eines Trichters die fast leere Versuchsflasche wieder bis zum Rand auf. Ihre Hände zitterten und ihr Mund war trocken. Wie sollte sie es schaffen, bis zum Abend zu warten? Sie goss Kaffee auf, eine große Kanne voll, stark und schwarz, und nahm sie mit hinüber ins Wohnzimmer. Aus einem Schubfach holte sie eine angebrochene Tafel bittere Schokolade. Dazu ein Cognac, dachte sie und starrte hinüber zu der bauchigen grünen Flasche auf dem Servierwagen. Nur ein ganz kleiner, gerade nur so viel, dass der Boden des Schwenkers bedeckt war.

Sie sah auf die Uhr. Noch keine vier. Ihre selbst aufgestellte Regel hieß: Kein Tropfen vor den Abendnachrichten. Mehr als vier Stunden. Wie sollte sie die durchhalten?

Sie griff nach der Fernbedienung und zappte durch die Kanäle. Kinderprogramm, Talkshows, Sport. Nichts fesselte ihre Aufmerksamkeit so stark wie die bauchige Flasche mit dem Lapislazuliwürfel auf dem Edelstahlverschluss.

Nur einen winzigen Schluck. Sie würde dafür einfach am Abend weniger trinken. Das war doch ein Kompromiss. Nicht vor acht Uhr – so starr und unflexibel konnte man die Sache nicht angehen. Es kam ja schließlich nicht auf die Zeit, sondern auf die Menge an. Wenn sie sich nicht jetzt schon verrückt machte, könnte sie es vielleicht schaffen, nur eine halbe Flasche Korn zu trinken. Bestimmt sogar. Oder jedenfalls nur unwesentlich mehr als eine halbe Flasche. Das wäre doch ein Erfolg. Da spielte dieser kleine Schluck Cognac jetzt wirklich keine Rolle. Es war einfach gemütlicher, schmeckte gut zu Kaffee und Schokolade und beruhigte die Nerven.

Sie stand auf, um sich das erste Glas einzuschenken – und wusste schon, dass sie verloren hatte.

Als sie erwachte, lag sie auf dem Boden vor dem Sofa. Das Licht brannte und der Fernseher lief. Auf dem Couchtisch standen zwei leere Flaschen, eine bauchige grüne und eine eckige klare. Durch die Spalten der Vorhänge schien die Morgensonne.
Sie setzte sich auf. Ihr war schrecklich übel.
Du hast es weit gebracht, Rachel, murmelte sie und fuhr sich mit der Zunge über die stumpfen Zähne. Eine Säuferin bist du geworden. Eine, die nicht mehr in den Spiegel sehen will. Weil sie Angst hat vor ihrem eigenen Bild: hässlich, blass und aufgeschwemmt, mit verquollenen Augen und fleckiger Haut, die Haare zerwühlt und verschwitzt, die Lippen trocken und aufgesprungen. Große Erwartungen haben Sie an mich, Herr Wiedemann? Dass ich nicht lache! Wenn Sie mich jetzt sehen könnten, würden Sie nichts mehr von mir erwarten. Absolut gar nichts. Und Sie hätten Recht damit.

- 24 -

Ich habe dir zwei Namen und Telefonnummern ehemaliger Schüler aufgeschrieben. Beide studieren in Köln. Marieluise gibt Nachhilfe in Englisch, Latein und Französisch und der junge Mann in Englisch, Chemie und Biologie. Wenn du den kriegen könntest, wäre es am besten. Dann hättest du alles aus einer Hand. Das ist nicht nur einfacher für die Terminabsprachen, ihr könntet auch gezielte Schwerpunkte setzen. Vor den Klausuren oder bei der Durchnahme eines neuen Stoffs zum Beispiel. Aber soviel ich weiß, ist der Junge gut im Geschäft. Und billig ist er auch nicht.
Frau Leonhardt riss eine Seite aus ihrem Ringbuch, faltete sie zusammen und reichte sie ihr über das Pult.
Vielen Dank, sagte Katharina, ich werde gleich heute Nachmittag anrufen.
Soviel ich weiß, ist Felix nur am Abend zu erreichen. Aber das wirst du ja sehen. Ich wünsche dir viel Erfolg. Und jetzt sieh zu, dass du noch etwas von der Pause mitkriegst.

Katharinas Herz begann wie wild zu klopfen, als sie auf dem Schulflur den karierten Zettel auseinander faltete. Was soll das?, dachte sie. Felix ist ein ziemlich häufiger Name. Allein in unserer Jahrgangsstufe gibt es zwei davon.
Felix Blumenthal stand auf dem Blatt, aber das half ihr nicht weiter. Sie kannte seinen Familiennamen nicht. Die Vorwahl stimmte. Daran erinnerte sie sich. Es war die Nummer der nächsten Kreisstadt. Wie viele junge Männer mit dem Namen Felix mochte es dort wohl geben? Ob die Rufnummer stimmte,

konnte sie nicht sagen. Sie hatte ein schlechtes Gedächtnis für Zahlen. Sie wusste nicht, ob es die gleichen waren, die sich hinter dem kleinen durchbohrten Herz wie ein Armband um ihr Handgelenk geringelt hatten und die im Telefonverzeichnis ihres Taschenkalenders standen.
Es blieb ihr nichts anderes übrig, als bis zum Schulschluss zu warten, denn der Kalender lag zu Hause auf ihrem Schreibtisch. Sie sah auf ihre Armbanduhr. Die Pause dauerte noch fast zehn Minuten. Das musste reichen. Der öffentliche Fernsprecher war gleich um die Ecke, dort wo der Sittardweg in die Orchheimer Straße einbog. Ein Blick ins Portmonee – die Telefonkarte steckte hinter dem Abholzettel für die Reinigung.
Zum Glück war die Zelle leer. Katharina schob die Karte in den Schlitz und wählte. Freizeichen. Einmal, zweimal, dreimal, viermal.
Ja bitte?, fragte eine freundliche Frauenstimme.
Fenger, krächzte Katharina nach kurzer Schrecksekunde. Kann ich bitte Felix Blumenthal sprechen?
Leider nicht. Er kommt wahrscheinlich erst gegen Abend nach Hause. Soll ich ihm etwas bestellen?
Ja. Frau Leonhardt hat ihn mir empfohlen. Ich brauche Nachhilfe in Englisch und Biologie, möglichst intensiv und möglichst bald.
Da ist es sicher das Beste, wenn Sie mir Ihre Nummer geben, sagte die freundliche Stimme. Mein Sohn ruft dann zurück.
Katharina stotterte ihre Telefonnummer in den Hörer und legte auf.
Seine Mutter, dachte sie und lächelte unwillkürlich, bloß seine Mutter. Wie wunderbar. Aber vielleicht war Felix Blumenthal überhaupt nicht ihr Felix. Und was ging es sie an, ob er eine Freundin hatte oder nicht. Ihre Reaktionen waren völlig blödsinnig. Genauso blödsinnig wie dieses verrückte Herzklopfen.

In den beiden letzten Unterrichtsstunden schien die Zeit still zu stehen. Katharina kaute vor Ungeduld an ihrem Daumennagel. Endlich ertönte der Gong. So schnell hatte sie den Heimweg selten geschafft. Schwer atmend lehnte sie das Fahrrad an die Hauswand, schloss die Tür auf und rannte die Treppen hoch. Da war ja der Kalender. Sie blätterte: D–E–F. Felix. Sie musste die Zahlen nicht erst mit denen auf dem Ringbuchzettel vergleichen. Dieses Mal funktionierte ihr Gedächtnis. Sie stimmten überein.

Du bist es also doch, murmelte sie. Felix Blumenthal. Wenn ich so etwas im Kino gesehen oder in einem Buch gelesen hätte, würde ich sagen: ein bisschen zu viele Zufälle.

In den nächsten Stunden wartete sie. Sie hatte keinen Hunger. Sie konnte sich nicht auf ihre Hausaufgaben konzentrieren. Der Daumennagel wurde immer kürzer. Sie horchte.

Ayse rumorte in der Küche. Sie kam dreimal in der Woche für zwei Stunden. Sie war nicht viel älter als Katharina, ging auch noch zur Schule und schaffte eine Menge Arbeit weg.

Natürlich war es zu früh. Am Abend, hatte seine Mutter gesagt. Nein. Wahrscheinlich am Abend, hatte sie gesagt. Das hieß, dass er auch früher kommen konnte. Als in einer Radiosendung im Hintergrund ein Telefon klingelte, wäre sie fast die Treppe hinuntergefallen, bevor sie begriff, dass es nicht ihr Apparat war, der läutete.

Gegen sechs musste sie aus dem Haus, um Lukas abzuholen.

Garantiert ruft er in dieser Zeit an, dachte sie.

Ayse versprach ihr, auf das Klingeln zu achten. Nichts, sagte sie, als Katharina zurückkam.

Den Rest des Abends verbrachte Katharina wieder in Hörweite des Telefons. Vergeblich. Felix meldete sich nicht. Vielleicht war es auch besser so. Was sollte daraus werden? Ein Vater-Mutter-Kind-Spiel?

Vor dem Einschlafen beschloss sie, am nächsten Tag diese Marieluise anzurufen. Für Biologie würde sie jemand anderen finden.

Das Telefon läutete am frühen Morgen, ein paar Minuten, bevor sie das Haus verlassen musste. Lukas lag schon fertig angezogen, warm verpackt und friedlich an seinem Daumen nuckelnd im Kinderwagen. Trotzdem schob sie ihn beim ersten Läuten rasch in die Küche und schloss die Tür.
Hallo, sagte sie.
Hier spricht Felix Blumenthal. Du hattest mir deine Nummer hinterlassen.
Ja. Stimmt. Sie räusperte ihre Stimme frei, und schon wieder begann ihr Herz zu rasen. Ich brauche Nachhilfe in Englisch und Bio. Ich habe deinen Namen von Frau Leonhardt.
Wie viele Stunden brauchst du denn pro Woche? Ich bin ziemlich ausgebucht.
Mindestens zweimal zwei Stunden, am besten sogar dreimal. Ich fürchte, weniger hat keinen Zweck. Ich habe total den Faden verloren.
Dreimal pro Woche? Das kann ich wahrscheinlich nicht mehr unterbringen.
Katharina schluckte an ihrer Enttäuschung. Was war los mit ihm? Warum klang er so anders als in ihrer Erinnerung? So geschäftlich und kalt, als ob er sie überhaupt nicht kennen würde. Vielleicht war er sauer, weil sie sich in all den Monaten nie gemeldet hatte. Vielleicht hatte er sie auch einfach vergessen, hatte eine Freundin und kein Interesse mehr an ihr.
Hallo, sagte Felix. Bist du noch dran?
Ja.
Ich werde heute Nachmittag mit einer Schülerin sprechen, die in den letzten beiden Klausuren eine glatte Drei geschafft hat. Ich nehme an, dass sie bald mit der Nachhilfe Schluss macht.

Falls sie aussteigt, kann ich dich vielleicht doch noch unterbringen. Bist du heute Abend zu erreichen, so gegen acht?
Ja.
Gut. Ich melde mich dann wieder. Übrigens: Wie heißt du eigentlich? Meine Mutter hat mir bloß deine Nummer aufgeschrieben.
Ich heiße Katharina, Katharina Fenger.
Längere Pause –
Katharina??
Ja.
Kleinere Pause –
Kann es sein, dass wir uns kennen?
Das kann sein, sagte sie, und etwas zwischen einem Lachen und einem Schluchzen stieg in ihrer Kehle auf.
Ich nenne ein paar Stichworte, sagte Felix. Ruppichteroth, Gummibärchen, Lakritzschnecken, Plüschelefant. Kennst du auch welche?
Ja. Begegnungen in vollen Zügen, ein umgefallener Rucksack, eine verschnupfte Cellistin und eine Telefonnummer auf meinem Handgelenk.
Hast du nicht noch etwas vergessen? Etwas, das auch auf deinem Handgelenk aufgemalt war?
Nein, ich habe nichts vergessen, sagte Katharina.

Sie trafen sich noch am gleichen Abend.
Ich hole dich zu Hause ab, hatte Felix gesagt. Für einen Augenblick stockte ihr der Atem.
Nein. Nicht nötig, sagte sie hastig. Ich bin ab acht im Café „T", gleich neben der Post.
Sie legte den Hörer so rasch auf, dass ihm keine Zeit zum Widerspruch blieb.

Er saß schon in der Nische links vom Eingang an dem Tisch mit der Truhenbank, ihrem eigenen Lieblingsplatz, als sie kurz vor acht Uhr eintraf. Sie schob den schweren dunklen Filzvorhang zur Seite, der als Windfang und zusätzlicher Kälteschutz diente, und sofort überströmte sie die Wärme des niedrigen Raums und das Licht der gelben Stumpenkerzen auf den blank polierten Tischen wie eine wohlige Welle.
Du siehst aus wie ein verfrorenes Kätzchen, sagte Felix und half ihr aus der dunkelroten Samtjacke. Hier gibt es einen wunderbar starken russischen Tee aus dem Samowar. Oder willst du lieber einen Punsch?
Einen Punsch zum Auftauen bitte. Ich bin ein einziger Eisklumpen. Sie rieb die Hände gegeneinander, wickelte sich den knöchellangen schwarzen Wollrock dicht um die Beine und bewegte vorsichtig die steifen Zehen in den schmalen Knöpfstiefeln. Es friert im wahrsten Sinne des Wortes Stein und Bein, sagte sie, meine jedenfalls, und es riecht nach Schnee. Vielleicht gibt es ein weißes Weihnachten.
Felix gab die Bestellung auf. – Schnee in den Weihnachtsferien wäre wunderbar, sagte er. Ich kenne eine gute Loipe bei Hellenthal. Feldwege, Aussichtspunkte, Hügel mit ganz sanften Steigungen und Abfahrten, romantische kleine Waldstücke. Da könnten wir zusammen hinfahren. Magst du Langlaufski?
Felix! Nur zur Erinnerung: Ich brauche Nachhilfe. Jede Menge Nachhilfe. In Biologie und vor allem in Englisch. Außerdem habe ich keinerlei Ahnung vom Skilaufen.
Macht nichts. Ich zeige es dir. Es ist ganz einfach und wird dir gefallen. Skier für dich können wir in Hellenthal oder in Udenbreth ausleihen, und dann verbinden wir die Arbeit mit dem Vergnügen. Während wir gemütlich durch die Spur schlurfen, pauken wir Vokabeln und verpflichten uns, den ganzen Tag über nur klassisches Oxford-Englisch zu sprechen.

Der Kellner brachte den Punsch. Er dampfte und roch wunderbar. Katharina legte die Hände um das heiße Glas.
Vielleicht war es doch keine gute Idee, dich anzurufen, sagte sie. Du nimmst mich nicht ernst. Wenn ich nicht wie eine Verrückte arbeite, gibt es eine Katastrophe. Dann muss ich die Klasse wiederholen.
Sag doch so etwas nicht, Katharina.
Das übermütige Funkeln in den braunen Plüschbärenaugen verblasste.
Ich nehme dich sogar sehr ernst. So sehr, wie du es dir gar nicht vorstellen kannst. Natürlich werden wir hart arbeiten, und natürlich wirst du die Versetzung schaffen. Ich verstehe nur deine Panik nicht. Eine Klasse wiederholen. Was heißt das schon? Sogar Einstein hat eine Klasse wiederholt.
Einstein hatte auch kein …
Sie ließ den Satz in der Luft hängen. Hatte auch kein Kind, hätte sie beinahe gesagt. Aber das sagte sie nicht. Jetzt nicht und den ganzen Abend nicht. Nicht, während sie in einer Slalomfahrt zwischen seiner und ihrer freien Zeit endlich drei Termine pro Woche für die Nachhilfestunden fanden. Nicht, als Felix nach dem zweiten Punsch auf der harten Holzbank zuerst unmerklich und dann merklich näher rückte.
Und auch nicht auf dem Heimweg, als ihnen ein scharfer Ostwind die ersten Flocken ins Gesicht peitschte, spitz und scharf wie Eiskristalle. Sie brannten auf der Haut. Felix wickelte ihr seinen überlangen und überbreiten grauen Strickschal um Kopf und Hals und zog den oberen Teil tief hinunter in die Stirn und den unteren hoch hinauf bis über die Nasenspitze.
Das verstößt garantiert gegen das Vermummungsverbot, murmelte Katharina.
Die weiche Wolle roch nach Felix. Sie atmete seinen Duft ein und unterdrückte das Niesen, als ihr eine Fluse in die Nase ge-

riet. Sie gingen im gleichen Rhythmus, dicht nebeneinander. Manchmal berührten sich ihre Finger. Aber als Felix versuchte, ihre Hand festzuhalten, verschränkte Katharina beide Arme fest vor ihrer Brust.
Der Weg stieg allmählich an. Die Häuser blieben zurück, rechts und links der Straße gab es nur noch verschneite Gärten und Streuobstwiesen.
Dann kam ein langer, weiß gestrichener Lattenzaun, durchbrochen von einem zweigeteilten bogenförmigen Tor. Dahinter ein Fachwerkhaus mit tief heruntergezogenem Dach und vielen kleinen Sprossenfenstern, einige davon noch hell erleuchtet.
Hier wohne ich. Katharina blieb unter einer Straßenlaterne stehen. In dem gelben Lichtkegel wirbelten die Flocken in spiraligen Kreisen, wie von einem Strudel mitgerissen, hinabgezogen und verschlungen.
Gute Nacht, Felix, sagte sie, und danke für alles. Das war der schönste Abend für mich seit vielen Monaten.
Nun übertreib mal nicht. Was wird dein Freund dazu sagen?
Es gibt keinen Freund mehr, sagte sie. Schon lange nicht.
Er lächelte. Auf seinem Haar, in seinen Augenbrauen und Wimpern funkelten die Schneeflocken. Mit einer Hand hob er sanft ihr Kinn hoch, mit der anderen schob er den Schal hinunter.
Ich möchte dich jetzt so gerne küssen, flüsterte er, und sie spürte seinen warmen Atem auf ihrer Wange, nur einen winzigen, ganz braven Gutenachtkuss. Wie von einem Bruder.
Bitte nicht, Felix, sagte sie, und ihr Mund war seinem sehr nah. Nicht so schnell. Dieses Mal nicht. Wir wissen doch gar nichts voneinander. Und du bist auch nicht mein Bruder.
Sie drehte sich um und lief zum Haus hinüber. In der Einfahrt, den halb geöffneten Torflügel in der Hand, blieb sie stehen. Felix stand noch immer im Lichtkegel der Laterne, im Zentrum

der kreisenden Flocken. Er hatte beide Hände tief in den Taschen seiner Jacke vergraben und sah zu ihr hinüber.
Felix!, rief sie, ich bin froh, dass du nicht mein Bruder bist!
Er zog die Hände aus der Tasche, reckte die Arme hoch über dem Kopf ins Licht und formte mit beiden Zeige- und Mittelfingern das Zeichen der Sieger, ein großes V.
Erst im Hausflur merkte sie, dass sie noch seinen Schal trug. Als sie später, ganz leise, um Lukas nicht zu wecken, unter die Decken schlüpfte, nahm sie ihn mit ins Bett und wühlte ihr Gesicht in die immer noch nach Felix duftende weiche Wolle.
In dieser Nacht schlief sie tief und traumlos. Sie wachte erst auf, als sie den Wecker im Zimmer ihrer Eltern läuten hörte. Auch Lukas erwachte. Sie hörte ihn tief und herzhaft gähnen, dann nuckelte er offenbar an seinem Daumen. Eine Weile horchte sie lächelnd auf die kleinen schmatzenden Laute.

- 25 -

Rachel kam am Abend des Neujahrstags.

Es war einer der selten gewordenen Spielabende. Katharina hatte Yatzee vorgeschlagen, ein Würfelspiel, bei dem sie unfehlbar und mit deprimierendem Vorsprung gewann. Auch Lukas schien das Spiel zu mögen. Er horchte auf das Klappern der Würfel im Becher und verfolgte sie mit großen Augen, wenn sie über das mit grünem Filz bespannte Holzbrett kullerten und ausrollten. Katharina hatte ihn in seiner Babywippe auf das Ende des Tisches gesetzt, sodass er alles übersehen konnte. Er strampelte mit den Beinen, versuchte, die rasselnden Kugeln und Ringe zu greifen, die mit einer elastischen Schnur an den Griffen der Babywippe befestigt waren, und betrachtete mit philosophisch versonnenem und vor Anstrengung leicht schielendem Blick den Tannenbaum mit den brennenden Bienenwachskerzen und den dicken roten Glaskugeln. Glühwein dampfte in einem Steinzeugkrug über einem Teelicht, und in einer Schale aus weißem, mit winzigen Goldsternen gesprenkeltem Porzellan häuften sich Spritzgebäck, Mandelmakronen, Vanillekipferl und Spekulatius. Katharina brach eine kleine Ecke Spritzgebäck ab und steckte sie Lukas in den Mund. Er schob sie empört mit der Zunge zurück.

Komm, Kleiner, lachte Katharina, sei nicht so misstrauisch. Das ist etwas Gutes.

Sie versuchte es noch einmal, und jetzt begriff er. Die dunklen Augen wurden rund vor Entzücken. Er schmatzte, schluckte und sperrte den Mund auf wie ein kleiner Vogel, noch bevor Katharina das nächste Stück abgebrochen hatte.

Ein helles Kerlchen, sagte Herr Fenger, lernt im Handumdrehen. Von wem mag er das bloß haben?
Keine Gemeinheiten im neuen Jahr, grinste Katharina, von mir natürlich. Ihr werdet sehen, dass ich es schaffe. Ich habe schon in den ersten beiden Stunden mehr kapiert als bei der Leonhardt das ganze letzte Halbjahr. Felix erklärt einfach besser. Und er ist knallhart. Die Übungsaufgaben, die er mir aufgebrummt hat, sind wirklich ein Hammer.
Er selbst übrigens auch, sagte Frau Fenger, jedenfalls soweit man das von weitem beurteilen kann. Ein unheimlich dufter Typ, hätten wir früher dazu gesagt.
Sag mal, spionierst du mir etwa nach?, fragte Katharina und spürte verärgert, wie ihre Ohren heiß wurden.
Reg dich ab, Kind. War der reine Zufall. Ich wollte an dem Abend bloß nachsehen, ob es schneit, weil wir noch immer nicht die Winterreifen aufgezogen hatten. Und da standet ihr beiden wie Lili Marleen unter der Laterne, und ich dachte: ein schönes Paar.
Wieso Paar?, sagte Herr Fenger. Wenn schon, dann Kleinfamilie. Weiß er das eigentlich?
Katharina knallte den Würfelbecher auf den Tisch.
Ihr beide seid zwei echte Stimmungskiller. Haltet euch raus. Ich weiß am besten, wie schwierig das alles ist.
Lukas stellte fest, dass die Nahrungszufuhr unterbrochen war, und stieß erste kleine Warnschreie aus. Katharina sorgte für Nachschub. Ihr Vater goss allen heißen Glühwein nach.

In diesem Augenblick drehte sich ein Schlüssel im Schloss. Sie horchten auf das Klappern der Haustür, auf Schritte in der Diele und sahen sich fragend an.
Herr Fenger riss die Wohnzimmertür auf.
Rachel!, rief er. Du bist es! Was für eine schöne Überraschung im

neuen Jahr. Komm herein, Liebes, und lass dich anschauen. Wir haben uns ja ewig nicht gesehen.
Selbst im gedämpften Licht der Stehlampe und im Schein der Kerzen waren die scharfen Linien um den Mund und die Schwellungen unter den Augen nicht zu übersehen.
Hast du schon etwas gegessen, Kind?, sagte Frau Fenger. Du siehst krank aus. Hast du vielleicht die Grippe? Möchtest du ein Glas Glühwein?
Rachel reagierte nicht. Ihre ganze Aufmerksamkeit konzentrierte sich auf das Kind in der Babywippe. Sie sah Lukas zum ersten Mal, kannte ihn nur von dem Foto, das ihr Katharina geschickt hatte. Sie war nicht zu seiner Geburt gekommen, nicht zur Taufe und auch nachher nicht. Das letzte Mal hatten sich die Schwestern an dem Tag gesehen, als Rachel auf dem Fußboden ihres Wohnzimmers saß, das Gesicht in den Händen vergraben.
Lukas, sagte Rachel leise und trat näher an ihn heran, lieber kleiner Lukas. Wie groß du schon bist. Und wie schön.
Sie streichelte zaghaft über die rundlichen Hände mit den tiefen Grübchen über jedem Fingergelenk. Der Kleine betrachtete sie sehr aufmerksam.
Willst du ihn einmal halten?, fragte Katharina.
Sie nahm das Kind hoch und legte es ihrer Schwester in die Arme. Rachel zitterte. Lukas lehnte den Kopf an ihre Brust und sah gespannt zu ihr hoch. Sie lächelte mit zuckenden Lippen. Dann beugte sie sich über ihn, küsste ihn auf die Stirn und atmete seinen Duft ein, den Duft nach Puder und süßer Babyhaut. Endlich. Lukas nutzte die Gelegenheit, griff blitzschnell zu, erwischte einen der glänzenden silbernen Ohrclips, die ihn schon die ganze Zeit über fasziniert hatten, und steckte ihn sofort in den Mund.
Pass auf, Rachel, rief Frau Fenger, sonst verschluckt er den Familienschmuck!

Die Bergung gestaltete sich schwierig. Lukas war fest entschlossen, dieses wunderbar glatte kühle Ding nicht kampflos herzugeben. Er presste die Lippen so fest aufeinander, dass unter seinen gut gepolsterten Babywangen die Kieferknochen sichtbar wurden. Katharina nahm ein kleines Stück Spritzgebäck und hielt es ihm vor den Mund. Umsonst. So leicht war er nicht zu korrumpieren.
Lasst mich mal ran, sagte Herr Fenger. Dafür gibt es einen ganz einfachen Trick. Den hat mir Dr. Wolfgarten beigebracht, als Rachel einmal in seinem Wartezimmer dem Teddy eines kleinen Jungen ein Auge ausgerissen und es in den Mund gesteckt hatte. Er drückte mit Daumen und Mittelfinger rechts und links zwischen Backenknochen und Kinn fest auf den Kiefer, und der Mund des Kleinen öffnete sich wie von selbst.
Er sieht aus wie ein Weihnachtskarpfen auf dem Trockenen, prustete Katharina. Rachel fischte ihren Clip heraus, und Lukas stimmte ein wütendes Protestgeschrei an.
So, liebe Tante, sagte Katharina, jetzt erlebst du ihn mal in voller Aktion. Am besten machen wir ihn gleich für die Nacht fertig. Wenn du Lust hast, kannst du ihn füttern. Ich habe ihn für den Abend auf Breimahlzeiten umgestellt. Ich sage dir, das ist das Tollste seit der Erfindung des Schnittbrots. Seitdem schläft er viel besser, oft sogar die ganze Nacht durch.

Die Schwestern saßen in der Küche. Rachel hielt Lukas auf dem Schoß, fütterte ihn mit Schokoladenbrei und gab ihm zwischendurch kleine Schlucke Möhrensaft aus einem Saugfläschchen. Sie strich mit dem Löffel die Breireste um Oberlippe und Kinn zusammen und schob sie dem Kleinen in den Mund. Was sagt eigentlich Philipp zu seinem Sohn?
Katharina hob die Schultern. Nichts. Er jammert, dass er später für ihn zahlen muss. Das ist alles.

Vergiss den Versager. Übrigens, da wir gerade beim Thema sind: Johannes und ich – wir haben uns getrennt.
Und? War es schlimm für dich?
Nein, nicht so sehr, wie ich dachte. Es war schon lange zu Ende. Eigentlich seit dem Augenblick, als er sagte: Lass es wegmachen. Du hast es besser gemacht, Katharina. Du hast eben mehr Glück. Ich beneide dich.
Ach was! Du hast ja keine Ahnung. Lass dich nicht von diesem kitschigen Familienbild von heute Abend einwickeln. Großeltern, Mutter und Kind unter dem Weihnachtsbaum. Eiapopeia und ihr Kinderlein kommet. So einfach ist es nicht. Die Wirklichkeit ist anders. Ich bin in die Falle geraten, Rachel. Ich bin erst siebzehn, und mein Leben ist komplett verpfuscht. Kannst du dir vorstellen, dass du nachts durch die Wohnung wanderst, ein brüllendes Kind in den Armen und denkst: Warum habe ich Idiotin mir das angetan? In den ersten beiden Monaten war es so. Da dachte ich manchmal, ich würde verrückt. Jetzt ist es schon besser. Er schreit nicht mehr so oft. Und vor ein paar Tagen, als ich ihn morgens aufnahm und er mich anlächelte, da hatte ich zum ersten Mal das Gefühl, dass ich ihn vielleicht doch gern haben kann und dass ich ihn vermissen würde, wenn er nicht mehr da wäre. Aber was ich auch mache oder für die Zukunft plane, immer muss zuerst klar sein, was aus Lukas wird. Ich muss meine Ausbildung oder mein Studium danach einrichten, ob und wo ich eine Betreuung für ihn finde. An alles andere darf ich überhaupt nicht denken. Oder kannst du dir einen Freund vorstellen, der sich gleich eine komplette Familie an den Hals hängt, jemanden, der sich sofort in uns im Zweierpack verliebt?
Lukas war ohne Übergang zwischen zwei Löffeln Schokoladenbrei eingeschlafen. Er gab winzige Schnaufer von sich.
Süßer kleiner Penner, sagte Rachel zärtlich. Sie wischte ihm mit

einem Zipfel des Lätzchens vorsichtig die Breireste von Mund und Kinn und küsste ihn auf die Nasenspitze.

Wie wäre es mit Abendessen?, fragte Frau Fenger, als die Schwestern ins Wohnzimmer zurückkamen.
Rachel hatte keinen Hunger.
Für mich auch nicht, sagte Katharina, ich habe zu viele Plätzchen gegessen und muss sowieso noch drei Kilo abnehmen, bevor ich endlich wieder mein altes Gewicht habe.
Willst du ein Glas Glühwein, Rachel?, fragte Herr Fenger.
Nein ... danke ... oder ... aber nur ein kleines, bitte.
Wie lange kannst du bleiben? Er holte ein Glas aus der Vitrine, goss ein und schob es zu ihr hinüber.
Rachel nahm es mit beiden Händen und trank.
Ich weiß es nicht, sagte sie. Ein paar Tage, ein paar Wochen. Es kommt darauf an. Das heißt, wenn es euch recht ist.
Natürlich ist es uns recht, sagte ihre Mutter. Was für eine Frage. Hast du Urlaub?
So etwas Ähnliches, antwortete Rachel.

- 26 -

Na, habe ich dir zu viel versprochen? Felix beschrieb mit beiden Armen einen weiten Bogen. Wälder und Hügel, Neuschnee, eine frisch gespurte Loipe, Eifel vom Feinsten.
Man könnte meinen, du hättest das alles extra für mich aufgebaut, frotzelte Katharina und stapfte hinter ihm her zu einem flachen Blockhaus mit dem Schild: Skiverleih.
Es war wirklich schön. Ein Tag wie aus dem Reiseprospekt, mit tiefblauem Himmel und exakt der richtigen Menge von dekorativ verteilten Schäfchenwolken. Die Mittagssonne erfüllte ihre Pflicht, setzte die Schneelandschaft ins beste Licht und erwärmte Rodler, Wanderer, Snowboarder und Skiläufer.

Natürlich fährst du mit Felix zum Skilaufen, hatte Rachel gesagt. Bewegung, frische Luft und ein netter Typ, das ist genau das, was dir jetzt gut tut. Ich kümmere mich um Lukas. Mach dir keine Sorgen, wir beide kommen gut miteinander zurecht.
Vom ersten Tag an hatte Rachel es wie selbstverständlich übernommen, für den Kleinen zu sorgen.
Bitte lass mich doch, sagte sie, als Katharina einmal halbherzig protestierte, es macht mir so viel Spaß.
Es war angenehm. Keine Frage. Denn in den Schulferien blieb Lukas den ganzen Tag über zu Hause. Das war von Anfang an vereinbart worden. Frau Reblin war nicht so belastbar, wie sie auf den ersten Blick erschien. Sie brauchte Ruhezeiten. Dieses Mal besonders. Denn nachdem Greta endlich die Erkältung überwunden hatte, begann ihre Mutter zu husten. Schmerzhaft und andauernd. Eine schwere Bronchitis, sagte der Arzt und ver-

schrieb ihr schleimlösende Medikamente. Am letzten Tag vor den Ferien hatte sie sogar etwas Fieber.
Ich werde mich ab morgen für ein paar Tage ins Bett legen, sagte sie auf Katharinas besorgte Frage, Thymiankrauttee trinken und viel schlafen. Das hilft mir immer. Du wirst schon sehen.

Die Auswahl war nicht mehr groß.
Versuchen Sie die, sagte der Mann mit der schwarzen Pudelmütze und dem knallroten Anorak nach einem prüfenden Blick auf Katharinas Füße und nahm ein Paar knöchelhohe schwarze Schuhe mit einer nach vorne verlängerten, überstehenden Sohle aus dem Regal.
Ein bisschen zu klein, meinte Katharina und bewegte prüfend ihre Zehen in dem harten Leder.
Ist das einzige Paar, das überhaupt infrage kommt. Der Mann rieb sich die Hände und steckte sie über Kreuz unter die Achseln. Wollen Sie die nehmen oder nicht?
Von mir aus, sagte Katharina.
Felix holte seine eigenen Sachen aus dem Auto. Die langen, auffallend schmalen Bretter und die Skistöcke über die Schulter gelegt, folgten sie dem Schild „Loipe I".
Wir nehmen die kleinere Strecke, sagte Felix. Ungefähr vier Kilometer, das ist für das erste Mal genug.
Start und Ziel von Loipe I lagen auf einem sanft geschwungenen, flachen Idiotenhügel. Während Katharina versuchte, ihren rechten Schuh in die Bindung zu zwängen, sah sie auf der Spur zum Ziel langsam einen Läufer herankommen. Er trug schwarze Kniebundhosen und rote Wollstrümpfe, eine rote Jacke mit keilförmigen schwarzen Einsätzen und eine schwarzrot geringelte Wollmütze mit einer kleinen roten Quaste an einer langen Kordel, die ihm, wenn er den Kopf senkte, genau vor der Nase baumelte. Er hielt die Arme so weit abgespreizt, dass sie fast eine ge-

rade Linie mit seinen Schultern bildeten. Er sah aus wie ein Seiltänzer, und die Skistöcke stachen rechts und links waagerecht in die Luft, so als müsse er mit ihnen sein Gleichgewicht ausbalancieren.
Sieht komisch aus, dachte Katharina. Ich kann mir nicht vorstellen, dass das so richtig ist.
Felix zeigte ihr, wie man die Sicherheitsbindung arretiert, und überprüfte sorgfältig, ob sie richtig saß.
Als sie das nächste Mal aufsah, fiel der Läufer gerade mit weit ausgebreiteten Armen und über Kreuz verhakten Skiern wie ein gefällter Baum vornüber in den Schnee.
Jetzt den zweiten Ski, sagte Felix. Halte dich an mir fest, bis du sicher stehst. Katharina klammerte sich an seinen Arm und versuchte, den linken Schuh in die Bindung zu schieben. Das Brett rutschte unter ihrem Fuß weg und glitt ein Stückchen den Hang hinunter. Felix holte es zurück.
Jetzt sieh dir das an!, sagte Katharina verblüfft. Was soll das werden? Sie zupfte Felix am Ärmel und machte ihn auf die unglückliche Gestalt in der Zielgeraden aufmerksam.
Der junge Mann hatte sich mühsam wieder aufgerichtet. Er stand in der Spur, schwankend und breitbeinig. In der linken Hand hielt er einen Skistock. Langsam, wie in der Zeitlupe, beugte er Kopf und Oberkörper vor, bis sein herausgerecktes Hinterteil und die stocksteif durchgedrückten Beine einen exakten rechten Winkel bildeten. Die rote Kordel schwang vor seiner Nase wie ein Pendel hin und her.
Felix fing an zu lachen. Was zum Teufel macht der Kerl da eigentlich?
Sie verfolgten gespannt, wie er sich mit der linken Hand auf den Skistock stützte, die rechte weit vorstreckte und sich mit ihr unendlich langsam an etwas heranarbeitete, das offenbar ein kleines Stück vor ihm im Schnee lag.

Ich glaube, er versucht seinen zweiten Stock aufzuheben, sagte Katharina. Hoffentlich geht das gut.
Garantiert nicht, prustete Felix. Das kann gar nicht gut gehen. Der Typ ist ja einsame Klasse, besser als Charlie Chaplin. Wir hätten eine Kamera mitnehmen sollen.
Der junge Mann hatte sein Ziel fast erreicht. Zwischen der hochstehenden Lederschlaufe des Skistocks und seinen ausgestreckten Fingern fehlten nur noch wenige, aber entscheidende Zentimeter.
Pass auf!, japste Felix. Pass auf, gleich passiert es!
Im selben Moment rutschten dem unglückseligen Langläufer die Bretter nach hinten weg. Er stürzte, ließ im Fall den rechten Stock los, streckte schützend beide Arme vor und landete als flacher Bogen auf Händen und Zehenspitzen. Ein Schuh hatte sich aus der Bindung gelöst, der andere war noch mit dem Ski verbunden.
Perfekt!, wimmerte Felix und hielt sich seine vom Lachen schmerzenden Rippen. Das ist absolute Spitze. Damit könnte er in jedem Zirkus auftreten.
Katharina plagten zunehmende Zweifel, ob Skilanglauf die richtige Sportart für sie sei.
Inzwischen hatte der junge Mann offenbar beschlossen, die Sache aufzugeben. Er sammelte Skier, Stöcke und die heruntergefallene Wollmütze ein, klemmte alles unter den Arm und machte sich daran, die letzten Meter bis zum Ziel zu Fuß zu bezwingen. Aber statt seitlich durch den lockeren Pulverschnee zu steigen, blieb er stur in der vorgezeichneten, gewalzten und von vielen Läufern glatt gefahrenen Spur. Die leichte Steigung überforderte eindeutig das Profil seiner Skistiefel. Sie fanden keinen festen Halt, glitten immer häufiger nach hinten weg. Aber jedes Mal gelang es ihm, sich wieder zu fangen.
Jetzt hatte er Katharina und Felix entdeckt, die ihm mit Lach-

tränen in den Augen und mit gewaltsam zusammengepressten Lippen entgegensahen.
Ski heil, sagte der junge Mann und hob grüßend den Arm, eine erstklassige Loipe … Das war eine Bewegung zu viel gewesen. Er rutschte aus, verlor den Halt, ließ Skier, Stöcke und Mütze fahren und plumpste wie ein Sack zu Boden.
Felix konnte sich nicht mehr halten. Das Lachen platzte einfach aus ihm heraus. Er hatte noch versucht, es mit einem Hustenanfall zu überdecken. Vergeblich. Während er die verstreute Ausrüstung des Unglückswurms einsammelte, war Katharina völlig damit ausgelastet, ohne seine Hilfe das Gleichgewicht auf den ungewohnten und offenbar höchst gefährlichen Brettern zu halten. Sie rammte ihre Stöcke seitlich von sich in den Schnee, hielt sich daran fest und versuchte jede unbedachte Bewegung zu vermeiden.
Der junge Mann sah zu ihr auf und erkannte, dass von ihr keine Hilfe zu erwarten war. Seufzend ließ er den letzten Rest von Sportsgeist und Stolz fahren und kroch unter Katharinas fassungslosen Blicken auf allen Vieren die letzten Meter bis zu dem Schild Start und Ziel, erreichte einen der beiden Pfosten und zog sich daran hoch.
Felix brachte ihn und seine Sachen bis zum Blockhaus.

Ich weiß nicht, ob meine Courage noch reicht, um es selbst zu probieren, sagte Katharina, als Felix zu ihr zurückkam.
Aber dann war es sehr viel einfacher, als sie gedacht hatte. Sie fand rasch die richtige Haltung, lernte das Verlagern des Gewichts auf den führenden Ski, setzte die Stöcke richtig ein und vergaß nach kurzer Zeit die ganze Technik komplett. Sie genoss die Sonne auf ihrem Gesicht und das lautlose Gleiten durch die stille weiße Welt.
Achtung, ein Buckel!, rief Felix und blieb stehen.

Aber da war es schon zu spät. Sie fuhr ungebremst auf ihn auf, und lachend fielen sie zusammen seitlich in den weichen Schnee.
Felix half ihr auf die Beine. Alles in Ordnung?, fragte er und hielt sie noch für einen Moment fest in seinen Armen.
Sie nickte, und er ließ sie los.
Seit dem Abend unter der Laterne war der Raum zwischen ihnen größer geworden. Bei den Nachhilfestunden in seinem Zimmer saßen sie sich gegenüber, getrennt durch die Breite der Schreibtischplatte, und während sie zuerst befürchtet hatte, dass seine Verliebtheit ihre Arbeit stören könnte, stellte sie jetzt fast enttäuscht fest, dass es nicht so war. Sie arbeiteten freundschaftlich, konzentriert und erfolgreich an ihren Defiziten. Aber Felix unternahm nichts, um ihr näher zu kommen. Manchmal fragte sie sich, ob er das Interesse an ihr verloren hatte. Oder erwartete er, dass sie ihm ein Zeichen gab, dass sie selbst den nächsten Schritt tat? Hoffentlich nicht. Sie war keine Eroberin. Sie wartete trotz allem immer noch auf den Prinzen mit dem weißen Pferd.

Felix parkte das Auto direkt gegenüber ihrem Haus und stellte den Motor ab.
Danke für den schönen Tag, sagte Katharina.
Er drehte sich halb zur ihr um. Ihr Gesicht lag im Schatten, das Licht der Laterne malte einen Strahlenkranz um ihren Kopf und ließ die Spitzen ihrer zerzausten Locken aufleuchten.
Von mir aus muss er noch nicht zu Ende sein. Seine Fingerspitzen fuhren sanft über ihre Stirn, zeichneten die Linie ihrer Wangen nach, wanderten ihren Hals hinunter, verschlangen sich in ihrem Nacken.
Warum lädst du mich nicht noch zu einer Tasse Kaffee oder Tee ein? Er vergrub seine Finger in ihren Haaren. Ist es gut so, murmelte er, oder bin ich schon wieder zu schnell?

Nein, flüsterte Katharina, ich habe schon darauf gewartet. Hör nicht auf. Es ist so schön.
Seine Hände glitten über ihre Schultern. Er zog sie näher zu sich heran. Ich möchte gerne sehen, wie du wohnst. Zimmer erzählen viel über die Menschen, die in ihnen leben. Oder willst du das gerade nicht?
Noch bevor sie antworten konnte, flammte vor dem Haus eine Lampe auf. Die Tür öffnete sich. Rachel kam mit Lukas die flachen Stufen hinunter. Sie stützte ihn auf ihre vorgeschobene Hüfte. Als sie den Torflügel aufschob, sah sie für einen Augenblick prüfend zu dem parkenden, unbeleuchteten Auto hinüber, dann ging sie zu der Tonne, die schon für die Müllabfuhr am nächsten Tag an den Straßenrand geschoben war, hob den Deckel und ließ zwei längliche, in Zeitungspapier eingewickelte Päckchen hineinfallen.
Wer waren die beiden?, fragte Felix, als sie wieder im Haus verschwunden war.
Meine Schwester Rachel, sagte Katharina und spürte, wie sich ihre Kopfhaut zusammenzog.
Sie sieht dir ähnlich. Ist sie älter oder jünger?
Älter. Ihre Hände zitterten, als sie nach dem Türgriff tastete.
Natürlich. Blöde Frage. Sie hat ja schon ein Kind.
Katharina hatte den Griff gefunden und öffnete die Autotür.
Ich muss gehen, sagte sie und wunderte sich, wie normal ihre Stimme klang. Sei nicht böse, dass ich dich nicht einlade, aber ich bin durchgefroren und schrecklich müde. Ich muss unbedingt ein warmes Bad nehmen und die Blasen an meinen Zehen verpflastern. Wir sehen uns morgen Nachmittag zur Nachhilfe. Tschüss, Felix. Und noch mal vielen Dank!

Wo kommst du her? Ich habe dich nicht gesehen!
Rachel stand mit dem Kind im dunklen Hausflur. Ihre Stimme

klang feindselig. Verwaschen und weinerlich. Ein Ton zwischen Wut und Jammer. Katharina schaltete das Deckenlicht ein. Rachels Gesicht war gerötet. Ihre Augen waren schmale Schlitze. Sie hielt den Kleinen dicht an sich gepresst, und Lukas wand sich in ihren Armen, strampelte mit den Beinen und drückte die Fäuste gegen ihre Brust, um mehr Freiraum zu bekommen.
Aber ich habe dich gesehen, sagte Katharina und lachte nervös. Wir saßen in der kleinen schwarzen Rostlaube, die unter der Laterne stand. Sie lachte wieder und tupfte Lukas neckend auf die Nasenspitze.
Rachel zuckte zurück, als ob sie ihn geschlagen hätte. Sie drückte den Kleinen schützend an sich, wich ein paar Schritte zurück und setzte den Fuß auf die erste Treppenstufe.
Und?, fragte sie lauernd.
Ich verstehe nicht ...
Und was sagt er zu Lukas ?
Nichts. Er denkt, dass es dein Kind ist.
Rachel lächelte. Sie begann, die Stufen hinaufzusteigen. Auf dem Treppenabsatz blieb sie stehen.
Übrigens – ich habe den Stubenwagen in mein Zimmer gestellt, sagte sie, und jetzt war ihre Stimme freundlich, weich und singend. Dann hast du in der Nacht mehr Ruhe und kannst morgens länger schlafen.
In Ordnung, murmelte Katharina zögernd. Aber sie wusste, dass irgendetwas ganz und gar nicht in Ordnung war.

- 27 -

Greta hat angerufen, sagte Ayse, als Katharina vom Nachhilfeunterricht zurückkam.
Ist gut. Ich rufe sie gleich zurück.
Du kannst sie nicht erreichen. Sie ist im Krankenhaus. Ihre Mutter ist heute Morgen eingeliefert worden. Eine schwere Lungenentzündung. Der Arzt meint, dass es mindestens zwei bis drei Wochen dauern wird.
Scheiße! Katharina knallte ihre Tasche auf den Küchentisch. Das kommt ja wie bestellt! Übermorgen fängt die Schule wieder an. Was mache ich dann bloß mit Lukas?
Wo ist das Problem?, fragte Ayse. Deine Schwester ist doch hier, und sie ist förmlich verrückt nach dem Kleinen.
Du sagst es, Ayse, das ist genau das Problem. Außerdem kann sie bestimmt nicht noch zwei bis drei Wochen bleiben. Soviel restlichen Urlaub kann sie gar nicht mehr haben. Wo ist sie eigentlich jetzt ?
Spazieren fahren mit Lukas und einkaufen. Wie an jedem Tag, sagte Ayse.
Katharina öffnete den Kühlschrank und hob den Deckel von einer flachen Glasschüssel.
Eingelegte Auberginen, seufzte sie und fischte mit den Fingern ein Stück Gemüse aus dem duftenden Olivenöl. Wie soll ich abnehmen, wenn du dauernd solche tollen Sachen machst?
Seit Rachel da war, hatte Ayse mehr Zeit. Denn Rachel kümmerte sich nicht nur um Lukas und die Einkäufe, sie half auch bei der Wäsche, beim Aufräumen und Putzen.
Was soll ich noch machen?, hatte Ayse gefragt.

Kannst du nicht manchmal etwas kochen?, meinte Rachel. Irgendetwas, das wir nicht kennen. Etwas Türkisches.
Ayse hatte eine längere Beratung mit ihrer Mutter geführt, und seitdem gab es mit Reis gefüllte Weinblätter, Spinat und Schafskäse in Blätterteig, Gebäck mit Honig, Sesam und gehackten Nüssen, Jogurt mit Gurken und Knoblauch, und diese wunderbaren eingelegten Gemüse.
Katharina nahm noch eine Scheibe und leckte sich danach hingebungsvoll die Finger ab.
Die türkische Küche ist mein Untergang, stöhnte sie. Wieso nimmst du eigentlich nicht zu bei all diesen Kalorienbomben?
Mal nicht den Teufel an die Wand, lachte Ayse. Meine Mutter und die meisten Frauen in meiner Familie sind wirklich ziemlich rund.

Rachel kam zurück. Katharina half ihr, den Kinderwagen die Stufen hochzutragen. Er war schwer. Das Netz am Griff und der Drahtkorb zwischen den Rädern waren mit Einkaufstüten vollgepackt. Katharina schlug das Federkissen und die Decke zurück und nahm Lukas auf den Arm. Sie zog ihm die Wollmütze aus, küsste seine kalten, runden Wangen und kitzelte ihn am Hals und unter dem Kinn, bis er sich vor Lachen schüttelte.
Rachel sah ihnen zu. Sie beugte sich leicht vor, den Körper angespannt, wie auf dem Sprung. Ihr Mund war schmal, und in ihren Augen war ein fremdes Glitzern. Ihre Hände drehten nervös an einem Knopf an ihrer Jacke.
Katharina zog dem Kleinen die Handschuhe aus.
So kalte kleine Pfoten, murmelte sie und legte seine kühlen Fäustchen an ihr eigenes warmes Gesicht.
Der Jackenknopf fiel auf den Boden der Diele und rollte bis vor die Küchentür. Ayse kam, um die Einkäufe aus dem Kinderwagen zu räumen.

Lass das!, sagte Rachel. Ich mache es selbst.
Sie nahm zuerst die Tüten aus dem Netz. Dann die aus dem Drahtkorb. Eine Leinentasche mit dem Aufdruck „Der Umwelt zuliebe“ blieb zurück. Etwas in ihr klirrte.
Als Katharina kurze Zeit später noch einmal zum Kinderwagen ging, um den Beißring von Lukas zu suchen, lag die Leinentasche nicht mehr im Korb.

Katharina konnte nicht schlafen in dieser Nacht.
Es war so still im Zimmer. Plötzlich vermisste sie Lukas. Seine Atemzüge und seine kleinen Schnaufer. Manchmal, wenn er erkältet war, schnarchte er sogar. Es hörte sich drollig an. In der letzten Zeit weinte er nicht mehr so oft und schlief die meisten Nächte durch. Merkwürdig, wie sehr sie sich daran gewöhnt hatte, ihn neben sich zu haben, an seine Geräusche und den Geruch nach Baby, nach Creme, Puder, frischer Wäsche und Milch. Es ist nicht richtig, dass er in Rachels Zimmer schläft, dachte sie.
Sie hatte noch nicht mit ihrer Schwester gesprochen. Auch nicht mit ihrer Mutter. Sie wollte erst selbst darüber nachdenken, wie es weitergehen sollte. Frau Reblin fiel aus. Gleich für mehrere Wochen. Das war eine der immer wieder zu erwartenden Katastrophen. Das Gleichgewicht ihrer Planungen war so labil, dass keine Figur fehlen durfte in der Kette der Betreuung. Aber natürlich würde das immer wieder passieren in den nächsten Jahren. Darauf musste sie sich einstellen. Was sollte sie tun? Ayse hatte Recht. Das Naheliegendste in diesem Fall war es, Rachel zu fragen, wie lange sie noch bleiben konnte. Aber irgendetwas in ihr sträubte sich dagegen. In den ersten Tagen hatte sie die neue Bewegungsfreiheit genossen, die ihre Schwester ihr so großzügig anbot. Aber dann schlich sich etwas Falsches ein in ihre Beziehung. Es war schwer zu beschreiben. Rachel schien das

Kind immer mehr aus Katharinas Einflussbereich zu lösen und an sich selbst zu binden. Sie hatte nicht nur den Stubenwagen von Lukas, sondern nach und nach auch seine Wäsche und Windeln, die Wickelunterlage, Puder, Öl, Creme und Haarbürste in ihr eigenes Zimmer geholt, ohne sie zu fragen.
Vielleicht spinne ich auch, dachte Katharina und stopfte die Decke fester um sich. Es ist doch normal, dass sie den Kleinen gern hat. Alle mögen ihn. Greta, ihre Mutter, Ayse, meine Eltern. Jeder möchte ihn anfassen, ihn auf den Arm nehmen und mit ihm spielen. Das ist eben so. Kleine Kinder lösen das irgendwie aus. Wie einen Reflex. Weil sie so winzig sind, so hilflos und niedlich. Warum sollte also ausgerechnet Rachel ihn nicht gerne haben?
Aber sie konnte das Bild nicht aus ihrem Kopf kriegen: Rachel im Hausflur, wie sie Lukas an sich presste, als ob man ihn ihr wegnehmen wollte. Die Wut und die Verzweiflung in ihren Augen und in ihrer Stimme, und wie sie vor ihr zurückgewichen war, als sie die Hand nach Lukas ausstreckte.
Wenn sie jetzt darüber nachdachte, fiel ihr auf, dass Rachel dafür gesorgt hatte, dass sie ihr Kind kaum noch berührte. Rachel wickelte und badete den Kleinen, fütterte ihn, spielte mit ihm, fuhr ihn spazieren, stürzte beim kleinsten Jammerlaut zu ihm und wiegte ihn auf ihren Armen, bis er sich beruhigte oder einschlief.
Und an diesem Nachmittag, als sie Lukas aus dem Kinderwagen geholt und mit ihm geschmust hatte, war etwas in Rachels Blick gewesen, das ihr Angst machte.
Katharina schob sich die Haare aus dem Nacken und gähnte. Es war ein wenig zu warm im Zimmer. Sie hatte vergessen, die Heizung herunter zu schalten, und jetzt war sie zu faul, um noch einmal aufzustehen. Sie schloss die Augen. Heute war das Problem nicht mehr zu lösen. Aber morgen musste sie unbe-

dingt etwas unternehmen. Mit ihrer Mutter reden. Sich beim Jugendamt nach Pflegestellen erkundigen. Oder mit Frau Dewald telefonieren. Natürlich. Als Erstes würde sie mit Frau Dewald sprechen.
Sie drehte sich auf die andere Seite. Als sie das Kopfkissen unter ihrer Wange zu einem kleinen Gebirge zusammenschob, berührten ihre Finger etwas Weiches. Es war der alte zauselige Plüschelefant. Sie zog ihn unter dem Kissen heraus und drückte ihn an sich. Wenigstens du bist noch da, murmelte sie und schloss die Augen.
Sie erinnerte sich, wie Felix gelacht hatte, als er den Elefanten vom schmutzigen Boden des Eisenbahnabteils aufhob und sie durch ihn wiedererkannte. Felix. Das war ein weiteres ungelöstes Problem. Sie hatte den richtigen Zeitpunkt verpasst, um ihm von Lukas zu erzählen. Aber wann war der richtige Zeitpunkt gewesen? Im Café T? Während der ersten Nachhilfestunden? Beim Skilaufen in Hellenthal? Im Auto, bevor das Licht vor dem Haus aufflammte? Sie hatte ihn nicht belogen, hatte nicht gesagt, dass es Rachels Kind sei. Aber sie hatte auch nicht widersprochen. Aus Angst, dass dann vorbei sein könnte, was gerade erst begann.
Und heute, nach Englisch und Biologie, nach der quälend kühlen Sachlichkeit des Unterrichts, als er ihr in die Jacke half, sie an sich zog, ihr Haar küsste, ihre Stirn, ihre geschlossenen Augen und dann endlich und immer wieder ihren Mund – war das der richtige Zeitpunkt gewesen? Sie wusste es nicht. Sie wusste nur, dass sie es verpasst hatte. Und dass sie es nachholen musste. Morgen, dachte sie. Morgen muss ich mich um alles kümmern. Aber heute muss ich endlich schlafen.
Sie befand sich schon fast auf der Grenze, in dem Schwebezustand, in dem man nicht mehr sicher zwischen Traum und Wirklichkeit unterscheiden kann, als sie das Geräusch hörte. Es

war, als ob ein schwerer Gegenstand zu Boden fiel, dann kollerte etwas die Treppe hinunter, rollte von Stufe zu Stufe und zerbrach klirrend auf den Fliesen.
Das war eindeutig kein Traum. Katharina sprang aus dem Bett, schlüpfte in ihre Hausschuhe und lief im Dunkeln die ersten Stufen hinunter. Die Tür von Rachels Zimmer stand einen Spalt weit offen. In dem schwachen Lichtstreifen, der in die Diele fiel, sah sie ihre Schwester. Sie lag auf dem Treppenabsatz, im Schlafanzug, mit nackten Füßen. Die langen Locken verdeckten ihr Gesicht. Eine zusammengerollte Zeitung lag ein paar Stufen unter ihr.
Rachel! Was ist passiert? Hast du dich verletzt?
Katharina war neben ihr niedergekniet, streichelte ihr hilflos über Schulter und Rücken und strich ihr die Haare aus dem Gesicht.
Tut dir was weh? Soll ich Hilfe holen?
Rachel setzte sich auf. Sie bewegte langsam den Kopf von einer Seite zur anderen, beide Handflächen gegen die Schläfen gepresst. Sie stöhnte leise. Dann griff sie nach dem Geländer und zog sich daran hoch.
Als Katharina ihr den Arm um die Schultern legte, um sie zu stützen, schlug ihr eine Wolke von Alkohol entgegen.
Was machst du denn hier?, fauchte Rachel und drehte sich nach ihr um. Warum schnüffelst du mir nach?
Es schien, als ob sie ihre Schwester erst jetzt bemerkt hätte.
Ich schnüffle dir doch nicht nach, sagte Katharina gekränkt. Du machst mitten in der Nacht einen Heidenlärm, und ich bin aufgestanden, um zu sehen, was passiert ist.
Nichts ist passiert. Siehst du doch. Und wenn doch, dann geht es dich nichts an.
Sie begann langsam, Schritt für Schritt, abwärts zu steigen. Als sie sich nach der Zeitung bückte, schien es für einen Moment,

als ob sie die Treppe hinunterstürzen würde, aber sie fing sich wieder und klammerte sich erneut an das Geländer.
Von wegen geht mich nichts an!, sagte Katharina wütend. Lukas ist bei dir. Und für ihn bin ich schließlich verantwortlich.
Ach nein, zischte Rachel. Muttergefühle. Wie rührend. Mach dich nicht lächerlich. Wo kommen die denn so plötzlich her? Du hast mir doch dauernd vorgejammert, dass Lukas dein Leben verpfuscht, dass es ein Fehler war, ihn auszutragen, und dass er alle deine künftigen Lover abschrecken wird. Hast du doch, oder?
Sie war am Fuß der Treppe angekommen.
Vorsicht, sagte Katharina, da müssen doch irgendwelche Scherben herumliegen.
Es war schon zu spät. Rachel stieß einen leisen Schrei aus. Sie zog das rechte Bein an, verlor das Gleichgewicht und stürzte.
Was ist denn da eigentlich los? Die Stimme ihrer Mutter klang benommen. Sie schlief gewöhnlich wie ein Stein.
Gar nichts, Mutter. Alles in Ordnung. Du kannst ruhig weiterschlafen. Katharina wusste nicht, warum sie das sagte. Wahrscheinlich war es ein Echo aus der Zeit, als sie und Rachel noch natürliche Verbündete gegen alle Erwachsenen waren.
Sie tastete sich vorsichtig zum Schalter, um das Deckenlicht anzuschalten. Unter ihren Füßen knackte es. Das Licht flammte auf. Die Fliesen waren übersät mit winzigen Glassplittern und Rachel lag mitten darin. Von ihrem rechten Fuß tropfte Blut.
Warte, flüsterte Katharina, ich hole dir Schuhe. Sie streifte ihr ein Paar ausgetretene Slipper ihres Vaters über. Vor der Haustür lag ein Schraubverschluss, nicht weit davon eine Scherbe mit dem Rest eines Etiketts.
Mein Fuß, stöhnte Rachel. Ich kann nicht auftreten!
Nimm dich zusammen und stütz dich auf mich. Nur die paar Schritte bis zur Küche. Dann mache ich dir einen Verband.

Sie schafften es. Rachel sank auf den Küchenstuhl. Sie war kreidebleich und keuchte.
Du hast eine schreckliche Fahne, sagte Katharina. Endlich kapiere ich es. Das sind leere Schnapsflaschen, die du in Zeitungspapier einwickelst und am Abend heimlich in die Mülltonne wirfst. Und auf den Spazierfahrten mit Lukas besorgst du dir Nachschub. In der Leinentasche heute Nachmittag, das war auch Alkohol.
Rachel antwortete nicht.
Katharina besorgte Verbandszeug. Sie setzte sich Rachel gegenüber, legte sich ein sauberes Küchentuch über die Beine und hob Rachels Fuß darauf. Die Wunde blutete heftig. Zwei Glassplitter steckten noch darin. Als Katharina versuchte, den größeren davon herauszuziehen, wurde ihr übel.
Ich hole uns vorsichtshalber einen Eimer, stöhnte sie. Wir sehen aus, als könnten wir beide einen gebrauchen.
Sie schaffte es, die beiden Splitter zu entfernen. Dann tupfte sie vorsichtig das Blut rund um die Wunde ab, legte eine sterile Kompresse auf und befestigte sie mit Heftpflaster.
Als sie aufsah, griff sie blitzschnell nach dem Eimer. Gerade noch rechtzeitig. Rachel würgte. Schluchzte. Zitterte am ganzen Körper. Schwankte haltlos auf dem Stuhl hin und her. Klammerte sich an Katharina. Auf ihrem Schlafanzug zeichnete der Schweiß ein dunkles Dreieck zwischen Schulterblätter und Taille.
Allmählich ließ das Erbrechen nach. Katharina holte ein Glas Wasser und ein Papiertuch. Rachel spülte sich den Mund aus. Sie schluckte noch ein paar Mal. Rasch hintereinander.
Besser?
Rachel nickte. Sie schluckte noch zweimal. Ihr Gesicht war noch immer geisterhaft bleich und nass von Schweiß und Tränen. Katharina trocknete es vorsichtig mit dem Papiertaschentuch.

Und dann umschlang Rachel plötzlich die Taille ihrer Schwester, vergrub das Gesicht in den Falten ihres Nachthemds und flüsterte: Hilf mir, Katharina. Bitte hilf mir. Ich bin am Ende.

- 28 -

Wo war bloß ihre Decke geblieben? Sie schlug die Augen auf. Rachel lag neben ihr, die Arme um die Schultern geschlungen und die Knie bis zur Brust hochgezogen.
Kann ich bei dir schlafen?, hatte sie gefragt, nachdem Katharina die Wunde verbunden und die Scherben zusammengefegt hatte.
Natürlich, antwortete Katharina.
Und dann hatten sie miteinander geredet. Lange. Über Dinge, die sich im Dunkeln leichter sagen lassen als bei Tageslicht. Über Einsamkeit und Angst, über die Verzweiflung, über den unaufhaltsamen Abstieg, den vergeblichen Kampf. Und auch über Schuld.
Katharina seufzte. Mit einem Schlag war sie hellwach, und alle im Schlaf verstummten Fragen wachten gleichzeitig mit ihr auf und fegten ihr wie ein kalter Windstoß ins Gesicht.
Morgengrauen, dachte sie. Jetzt verstehe ich das Wort zum ersten Mal richtig.
Sie zog vorsichtig ein Stück der Decke zu sich herüber. Rachel stöhnte leise im Schlaf. Am liebsten wäre sie selbst auch wieder eingetaucht in die freundliche Besinnungslosigkeit, aber das funktionierte nicht. Ihr Verstand arbeitete bereits auf Hochtouren. Womit sollte sie beginnen? Was war das Wichtigste und musste zuerst geklärt werden? Lukas, dachte sie. Lukas kommt auf jeden Fall an erster Stelle. Alles andere kann warten. Sie sah auf ihren Wecker. Schon viertel vor sieben. Merkwürdig, wie ruhig es noch im Haus war. Sie stand auf, schlüpfte in Pantoffeln und Morgenmantel und stieg zu Rachels Zimmer hinunter.

Lukas war wach. Er lag lang ausgestreckt auf dem Rücken und füllte die ganze Liegefläche aus. Es wurde höchste Zeit für ein Kinderbett. Seine kleinen Fäuste lagen rechts und links neben seinem Kopf. Er sah mit großen ernsten Augen zu ihr hoch. Irgendwo hatte sie gelesen, dass asiatische Babys ihre Hände entspannt öffnen und nicht zu Fäusten ballen. Ob das stimmte?

Guten Morgen, mein Kleiner, sagte sie und nahm ihn auf den Arm. Hast du gut geschlafen? Nichts gehört von all dem Lärm und der Aufregung heute Nacht?

Sie drückte ihn zärtlich an sich und schmiegte sein warmes Köpfchen mit dem weichen dunklen Flaum in die Beuge zwischen Hals und Schulter.

Hab keine Angst, mein Liebling, flüsterte sie und strich mit den Lippen über den Saum seiner winzigen Ohrmuschel, alles wird gut. Du wirst schon sehen.

Lukas war satt. Katharina lehnte ihn aufrecht über ihre Schulter und begann, mit ihm in der Küche auf und ab zu gehen. Dabei klopfte sie ihm sanft auf den Rücken und wartete darauf, dass er die geschluckte Luft aufstieß.

Wir müssen eine Ersatzmutter für dich finden, mein Kleiner, sagte sie. Eine, die für ein paar Wochen einspringt und auf dich aufpasst. Mal sehen, ob Frau Dewald uns helfen kann. Jetzt werden wir sie beim Wort nehmen.

Wen willst du beim Wort nehmen?

Katharina hatte ihre Mutter gar nicht kommen hören. Sie war schon fertig angezogen, frisiert und geschminkt, hatte den Mantel über den Arm gelegt und umarmte Tochter und Enkel flüchtig.

Frau Dewald, die Frau von der Beratungsstelle. Wir brauchen unbedingt eine Pflegemutter für Lukas. Jemand, der in den nächs-

ten zwei bis drei Wochen morgens auf ihn aufpasst. Gretas Mutter ist krank.
Krank? Frau Fenger steckte eine halbe Scheibe Brot in den Toaster. Wieso weiß ich nichts davon?
Aus demselben Grund, weshalb du viele Dinge nicht mehr weißt. Weil du keine Zeit hast. Weil du fast noch seltener zu Hause bist als Vater. Und weil du im Grunde auch gar nicht so genau wissen willst, was hier los ist.
Was soll das? Frau Fenger legte den Mantel über die Lehne des Küchenstuhls. Ich kann mir meine Arbeitszeiten nicht aussuchen. Und gegen das Geld, das ich verdiene, hattest du bisher nichts einzuwenden. Du hast keine Ahnung, mein Kind. Wenn ich den Job behalten will, muss ich ordentlich reinpowern. Erst recht in der Probezeit. Das ist heute überall so. Frag mal deinen Vater. Oder Rachel.
Sie zog das Brot aus dem Toasterschlitz, wedelte zum Abkühlen ein paar Mal damit durch die Luft und biss eine Ecke ab.
Vati ist schon weg, sagte sie. Was war eigentlich heute Nacht hier los? Und wo ist Rachel? Sonst füttert sie doch immer den Kleinen.
Wie viel Zeit hast du noch?, fragte Katharina.
Warum? Sie sah auf ihre Armbanduhr. Höchstens fünf Minuten. Eigentlich müsste ich schon weg sein.
Das wird nicht reichen, antwortete Katharina. Rachel braucht mehr als fünf Minuten. Sie wird Wochen und Monate brauchen. Wenn sie es überhaupt schafft. Sie trinkt. Sie ist alkoholabhängig. Schon ziemlich lange. Habt ihr das nicht gemerkt?
Frau Fenger setzte sich. Sie legte die angebissene Brotscheibe auf den Küchentisch, stützte die Ellenbogen auf die Holzplatte und legte ihr Gesicht in beide Hände.
Das ist nicht wahr, stammelte sie. Nicht Rachel. Das würde ich doch wissen. Sie hat auch gar keinen Grund. Sie ist erfolgreich

und unabhängig. Sie hat einen netten Freund, sie verdient gut, sie macht tolle Reisen. Sie hat alles geschafft, was sie sich vorgenommen hat. Du musst dich irren. Ich habe sie noch nie betrunken gesehen.

Heute Nacht hättest du es sehen können, sagte Katharina. Aber ich habe versucht, es zu vertuschen, ich wollte Rachel beschützen. Das war natürlich Blödsinn. Wenn wir ihr helfen wollen, müssen wir alle endlich die Augen aufmachen und der Wahrheit ins Gesicht sehen.

Und jetzt?, fragte ihre Mutter mit einer fremden Kleinmädchenstimme. Was soll ich jetzt tun?

Erst einmal zur Arbeit gehen, sagte Katharina. Und so früh wie möglich nach Hause kommen, damit wir Zeit zum Reden haben. Jetzt schläft Rachel sowieso noch. Wir müssen Dr. Wolfgarten bitten, ihr ein Attest zu schreiben. Sie fehlt seit beinahe zwei Wochen ohne Entschuldigung. Dann braucht sie ein Klinikbett für die Entgiftung und anschließend einen guten Therapieplatz. Das wird alles Zeit brauchen. Viel Zeit. Wir müssen es nicht an diesem Morgen schaffen.

Lukas saß in seiner Babywippe. Er gluckste vergnügt, spielte mit den rasselnden Kugeln und versuchte nach seinen Zehen zu greifen. Katharina holte ihren Taschenkalender, den Telefonapparat und das Fernsprechbuch aus der Diele ins Wohnzimmer.

In den nächsten beiden Stunden telefonierte sie. Zuerst mit Frau Dewald. Mit der Praxis von Dr. Wolfgarten. Mit Greta. Mit Frau Reblin. Mit Frau Blumenthal, der Mutter von Felix. Und dann, nach einem Blick auf die Uhr, sehr lange mit der Frau, deren Telefonnummer ihr Frau Dewald gegeben hatte. Danach noch einmal ganz kurz mit Greta.

Lukas war während der ganzen Prozedur erstaunlich friedlich

geblieben. Aber jetzt war seine Geduld zu Ende. Weder die klappernden Kugeln noch seine schwer erreichbaren Zehen interessierten ihn länger. Die Babywippe schaukelte beängstigend, so sehr ruderte er mit Armen und Beinen. Er begann damit, erste kleine Protestschreie auszustoßen.

Gleich, mein Kleiner, sagte Katharina, gleich gibt es was Gutes zu essen für dich. Sie zerquetschte mit einer Gabel eine halbe Banane und rührte etwas Apfelmus und einen Löffel vorgekochten Griesbrei darunter.

Ab nächsten Montag hast du eine neue Tagesmutter. Hoffentlich gefällt sie dir. Sie hört sich nett an am Telefon. Und die Zeit bis zum Montag werden wir schon überbrücken.

Sie schob ihm den ersten Löffel Obstbrei in den Mund.

Ich gehe eben die ersten drei Tage nicht zur Schule. Greta hat versprochen, die wichtigsten Sachen mitzuschreiben und mit mir zusammen die Hausaufgaben zu machen. Du siehst, mein Spatz, irgendwie geht es immer weiter.

Lukas fixierte den Teller mit der blauen Blütenranke und dem gelben Entchen. Er sperrte den Mund weit auf für den nächsten Löffel.

Als Rachel hinunterkam, war es schon fast Mittag. Sie trug Jeans und einen weiten grauen Wollpullover. Sie hatte sich die Haare gewaschen und ein weißes Handtuch wie einen Turban darumgeschlungen. An den Füßen trug sie noch die ausgetretenen Schuhe ihres Vaters. Unter den Augen mit den verquollenen Lidern lagen tiefe Schatten. Auf ihrem linken Jochbein breitete sich eine große purpurrote Schwellung aus.

Ist nicht so schlimm, wie es aussieht, sagte sie, als sie Katharinas Blick bemerkte. Aber das hier tut richtig weh. Sie fuhr vorsichtig mit dem Finger über einen Höcker auf ihrem Nasenrücken. Glaubst du, sie könnte gebrochen sein?

Schon möglich. Du kannst nachher Dr. Wolfgarten auch gleich danach fragen. Er hat Sprechstunde von drei bis sieben. Ich habe mich schon erkundigt.
Warum ausgerechnet Dr. Wolfgarten? Der kennt mich, seit ich ein Baby war.
Eben. Er ist der Einzige, den du bitten kannst, dir ein nachträgliches Attest auszustellen. Er gehört ja beinahe zur Familie. Außerdem waren wir uns heute Nacht darüber einig, dass jetzt nur noch die Wahrheit helfen kann. Uns beiden.
Rachel nickte bedrückt. Kommst du mit? Bitte!
Natürlich, sagte Katharina, wenn es dir hilft. Wir müssen Lukas eben mitnehmen. Sie lachte. Dann kann ich ihn auch gleich Dr. Wolfgarten vorstellen. Da wir gerade von der Wahrheit sprechen. Die Nachhilfe bei Felix habe ich eben abgesagt. Bevor ich ihn das nächste Mal treffe, muss er über Lukas Bescheid wissen.

- 29 -

Post für dich, sagte seine Mutter und hielt ihm ein hellblaues längliches Kuvert entgegen. Sieht aus wie ein Liebesbrief, wenn du mich fragst. Sie hielt den Umschlag prüfend an die Nase. Nicht parfümiert, sagte sie. Schade. Das war früher mal groß in Mode. Alle meine Freundinnen machten das. Und ich natürlich auch. L'air du temps hieß das Zeug, das ich damals versprüht habe. War sündhaft teuer für meine Verhältnisse. Dein Vater fand es widerlich. Das hat er mir aber erst viel später erzählt.
Felix nahm den Brief und warf einen raschen Blick auf den Absender. Ein großes K. Sonst nichts.
Bin gleich wieder da, sagte er mit belegter Stimme, verschwand in seinem Zimmer und schloss die Tür sorgfältig hinter sich.
Na also! Frau Blumenthal lächelte vor sich hin. Er ist gar nicht so cool, wie er manchmal tut. Zum Glück nicht. Es wird Zeit für eine feste Freundin. K stand auf dem Absender. Garantiert ist das diese Katharina, die dreimal in der Woche kommt und die vorgestern angerufen und abgesagt hat. Ein nettes Mädchen. Freundlich, gut erzogen. Nicht so burschikos, mehr der romantische Typ. Eigentlich genau die Richtige für Felix. Hoffentlich wird etwas daraus.

Felix riss den Umschlag mit dem Daumen auf. Er war so nervös, dass er mehrmals ansetzen musste. Es war ein einzelner Bogen. Nur die Vorderseite war beschrieben. Er hockte sich auf den Rand seiner Liege und las.

Lieber Felix,
ich habe einen großen Fehler gemacht. Ich habe dir etwas verschwiegen, das du unbedingt wissen musst. Ich habe einen Sohn. Er heißt Lukas. Du hast ihn auf dem Arm meiner Schwester gesehen. Ich war im dritten Monat mit ihm schwanger, als wir uns das erste Mal im Zug begegneten.
Es gibt keine Entschuldigung für mein Schweigen. Nur eine Erklärung: Ich habe den richtigen Zeitpunkt verpasst. Zu Beginn unserer Bekanntschaft dachte ich, dass es dich nichts angeht, und später hatte ich Angst, dich zu verlieren.
Jetzt liegt die Entscheidung bei dir. Wenn du es nicht ertragen kannst, dann melde dich einfach nicht mehr. Ich werde versuchen, es zu verstehen.
Deine Katharina

Also doch kein Liebesbrief, sagte seine Mutter, als er beim Mittagessen stumm den Teller zurückschob. Wohl eher das Gegenteil. Willst du darüber reden?
Felix schüttelte den Kopf. Ich muss erst selbst damit fertig werden, sagte er und ging zurück in sein Zimmer.
Er war wie betäubt. Wie nach einem starken Schock, wenn der schwer Verletzte sagt: Mir fehlt nichts. Alles in Ordnung. Es war eine große Leere in ihm, eine stumpfe Gefühllosigkeit. Aber das würde vorübergehen, und dann würden der Schmerz und die Wut einsetzen. Das wusste er, und davor hatte er Angst.
Es war alles vorbei. Natürlich. Er wollte kein Kind. Er wollte Katharina. Eine Freundin, eine Geliebte, unbeschwert, voller Lachen und Lust auf die Zukunft. Keine junge Mutter. Er wollte mit ihr reisen, tanzen, Pläne machen, Abenteuer erleben. Die Jugend und Freiheit genießen. Und dann, viel später, wenn die Zeit dafür richtig war, vielleicht auch Kinder haben. Gemeinsame Kinder.

Es war vorbei. Keine Frage. Sie hatte es ihm ja leicht gemacht. Er musste gar nichts tun. Wenn er sich nicht meldete, würde sie es wissen. Schon der Gedanke, sie anzurufen oder mit ihr zu sprechen, machte ihn fertig.
Am Abend klopfte seine Mutter an die Tür.
Alles in Ordnung?, fragte sie. Vater ist da. Willst du nicht ins Wohnzimmer kommen?
Nein, sagte Felix.
Er streifte die Turnschuhe von den Füßen, schlug die Decken zurück und legte sich vollständig angezogen ins Bett, verkroch sich darin wie in einer Höhle.

Am nächsten Morgen erschien er unrasiert und bleich am Frühstückstisch, schlang stumm ein halbes Brötchen hinunter, trank mehrere Tassen Kaffee und machte sich zum Weggehen fertig.
Nun sprich doch endlich, Junge, sagte seine Mutter. Liebt sie dich nicht? Hat sie einen anderen?
Einen anderen? Felix brach in ein bitteres Lachen aus. Einen anderen? Ja. So kann man es auch sagen. Sie hat einen Sohn.
Er warf die Tür hinter sich zu, noch ehe seine Mutter antworten konnte.

Die Betäubung hielt an. Länger, als er gedacht hatte. Er bewegte sich teilnahmslos durch die Routine der Werktage, gehalten durch ein Netzwerk aus Arbeit, Verpflichtungen und Terminen. Er sprach wenig und wenn, dann Belangloses, er aß, ohne es wahrzunehmen, und schlief wie ein Toter.
Als er am Sonntagmorgen aufwachte, schien sich der Tag wie eine Wüste vor ihm auszudehnen. Aus der Küche klang das Klappern des Geschirrs. Der Duft nach Kaffee und frischen Hörnchen lag in der Luft. Und plötzlich fiel der Schmerz über ihn her. Ohne Vorwarnung sprang er ihn an. Felix mahlte mit

den Zähnen, seine Nägel gruben sich in seine Handflächen, die Muskeln seiner Beine zitterten vor Anspannung. Er kniff verzweifelt die Augen zusammen. Aber Katharinas Bild war hinter seinen Augen, war in sein Hirn eingebrannt. Vielleicht würde es blasser werden mit der Zeit, doch niemals würde es ganz verschwinden.
Er stand auf und ging in die Dusche. Lange und regungslos ließ er das heiße Wasser über Gesicht und Körper strömen. Er fror noch immer.

Seine Eltern saßen schon am Frühstückstisch.
Na, Junge, sagte seine Mutter, nachdem sie ihn kurz gemustert hatte, wird es wieder? Vergiss sie. Sie ist es nicht wert, dass du ihr lange nachtrauerst. Du hast was Besseres verdient.
Felix goss sich Kaffee ein. Er gab keine Antwort.
Es geht mich ja nichts an, sagte sein Vater, aber das Mädchen wäre ein Klotz an deinem Bein. Denk mal an deine Pläne. Du willst nach dem Examen für ein Jahr nach Amerika gehen, vielleicht sogar für länger, falls du das Stipendium kriegst.
Felix knirschte hörbar mit den Zähnen.
Und überhaupt, sagte seine Mutter, es ist zwar nicht mehr so schlimm wie früher, aber es ist auch heute noch nicht gut für die Karriere, wenn man eine Frau mit einem unehelichen Kind heiratet. Etwas bleibt hängen. Du weißt doch, was die Leute reden. Einmal ein Flittchen, immer ein Flittchen!
Hört auf!, schrie Felix. Hört endlich auf! Was fällt euch ein? Das geht euch nichts an. Katharina ist kein Flittchen. Merkt euch das. Katharina ist …
Er stand auf, blind vor Tränen stieß er gegen die Kaffeetasse und rannte mit langen Schritten aus dem Raum. In der Diele riss er seine Jacke und die Autoschlüssel vom Haken und warf die Haustür hinter sich ins Schloss. Als er den Wagen startete, wuss-

te er nicht, wohin er fahren wollte. Er fuhr ziellos durch die Stadt, folgte für kurze Zeit einem Hinweisschild nach Hellenthal, kehrte wieder um, bog hinter der Stadtmauer ein in die steil ansteigende Straße mit den vom Tauwasser verschlammten Gärten und Streuobstwiesen zu beiden Seiten. Der weiße Lattenzaun leuchtete ihm schon von weitem entgegen. Er fuhr langsam daran vorbei, den Blick auf das Fachwerkhaus mit dem tiefer heruntergezogenen Dach und den vielen Sprossenfenstern gerichtet, das Haus, in dem Katharina wohnte und das er noch nie betreten hatte. Jetzt wusste er warum.

Er parkte das Auto an der nächsten Ecke, stieg aus und ging zurück. Die Hände in den Taschen vergraben, mit gesenktem Kopf stand er lange unter der Laterne und sah hinüber zu dem zweigeteilten bogenförmigen Tor.

Dann kehrte er zum Auto zurück. Das Handy seines Vaters lag auf dem Rücksitz. Wenn sie selbst an den Apparat geht, dann ist es unser Schicksal, murmelte er verschwommen und wunderte sich selbst über diese merkwürdig unlogische Verknüpfung. Und wenn nicht?

Er wählte ihre Nummer. Der Apparat zitterte in seiner Hand.

Katharina Fenger, sagte ihre Stimme.

Er fühlte einen fremden Schmerz mitten in seiner Brust, und sein Mund war trocken wie Staub.

Wer ist am Apparat?, sagte sie.

Er bewegte vergeblich die Lippen. Es kam nur ein ersticktes Krächzen aus seiner Kehle.

Felix? Bist du es?

Katharina, flüsterte er, bitte komm zu mir.